临床技术操作规范

肾脏病学分册

中华医学会 编 著

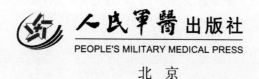

人民军医出版社
PEOPLE'S MILITARY MEDICAL PRESS

北 京

《临床技术操作规范》由中华人民共和国卫生部
卫办医发[2002]73号文件授权人民军医出版社独家出版

图书在版编目(CIP)数据

临床技术操作规范·肾脏病学分册/中华医学会编著.北京:人民军医出版社,2009.10
ISBN 978-7-5091-3116-9

Ⅰ.临…　Ⅱ.中…　Ⅲ.①临床医学－技术操作规程②肾疾病－诊疗－技术操作规程　Ⅳ.R4-65

中国版本图书馆 CIP 数据核字(2009)第 177451 号

策划编辑:齐学进　姚　磊　秦速励　文字编辑:陈　鹏　责任审读:余满松
出　版　人:齐学进
出版发行:人民军医出版社　　　　　　经销:新华书店
通信地址:北京市 100036 信箱 188 分箱　邮编:100036
质量反馈电话:(010)51927290;(010)51927283
邮购电话:(010)51927252
策划编辑电话:(010)51927286
网址:www.pmmp.com.cn

印、装:三河市春园印刷有限公司
开本:787mm×1092mm　1/16
印张:9　字数:156 千字
版、印次:2009 年 10 月第 1 版第 1 次印刷
印数:0001~7000
定价:59.00 元

内 容 提 要

　　《临床技术操作规范·肾脏病学分册》是由国家卫生部委托中华医学会肾脏病学分会组织全国肾脏病学专家集体编写的权威性技术操作规范，全书共分 21 章，分别对肾穿刺活检术、肾囊肿穿刺术、导尿术、膀胱穿刺术、中心静脉血液净化导管置管术、自体动静脉内瘘成形术、移植血管搭桥造瘘术等肾脏病常用临床操作技术的适应证、禁忌证及操作程序、方法等做了统一规范。本书科学实用，可操作性强，对规范肾脏病的操作技术、提高医疗质量有重要指导作用。适合于肾脏病学医师、技师等专业人员和医学行政管理人员参照执行。

序

在卫生部的领导和财政部的支持下，中华医学会、中华口腔医学会和中华护理学会组织了 50 多个专科分会的医学专家和学者编写出版了这套《临床技术操作规范》与《临床诊疗指南》。这是我国医疗卫生工作中的一件具有里程碑意义的大事。我为此感到由衷的高兴，并表示热烈祝贺。

当前医学科学技术迅猛发展，新理论、新技术、新设备不断涌现，医学模式的转变、人口的老龄化、疾病谱的变化为临床医学提供了新的发展机遇，也带来新的挑战，对临床医务人员提出了新的更高的要求。这部《临床技术操作规范》与《临床诊疗指南》总结了我国医学专家多年的临床实践经验，凝聚了我国老、中、青三代医务人员的智慧，同时吸纳了循证医学证实了的医学科技进展。《临床技术操作规范》与《临床诊疗指南》的出版适应了当代发展的需求，将进一步指导和规范医务人员的诊断、治疗、护理等业务工作行为，有章可循。广大医务工作者要认真学习、执行《临床技术操作规范》和《临床诊疗指南》，为人民群众提供高质量的医疗服务。这必将对提高医疗质量、保障医疗安全发挥重大的作用。《临床技术操作规范》与《临床诊疗指南》的出版发行也为卫生行政部门加强医疗服务的监管提供了科学的依据。

编写《临床技术操作规范》与《临床诊疗指南》是一项艰巨浩大的工程。参加编写的专家来自全国各地，有已为我国医疗卫生事业做出重要贡献的老一辈专家，也有在医、教、研领域担当重任的中年学者，还有冉冉升起的医学新星。在编写过程中，专家们尽心尽责，严肃认真，保证了《临床技术操作规范》与《临床诊疗指南》的科学性和可操作性。我代表卫生部并以我个人的名义对中华医学会、中华口腔医学会、中华护理学会和各位编写专家表示衷心的感谢。

现代医学科技发展日新月异，循证医学成果推陈出新。《临床技术操作规范》与《临床诊疗指南》第一版难免存在不足。中华医学会、中华口腔医学会和中华护理学会要结合新成果和广大医务工作者对第一版提出的不足之处，对《临床技术操作规范》与《临床诊疗指南》定期修订，使其日臻完善。

卫生部部长

2008 年 12 月

序

由国家卫生部委托中华医学会组织编写、人民军医出版社对外公开出版发行的第一版《临床技术操作规范》，是我国医疗管理战线的一件大事，也是新形势下军地医疗界成功合作的重大成果。我谨向为本书出版工作付出大量心血与劳动的中华医学会和人民军医出版社，表示崇高的敬意和诚挚的谢意！

当前，医学科学技术迅猛发展，新理论、新技术、新方法不断在临床实践中得到广泛推广与应用。医学模式的转变，人口的老龄化和疾病谱的变化，带动了临床诊疗方式和医务人员执业行为的重大变革；国家医改政策的不断深化，对进一步改善医疗服务提出了新的更高的要求。系统总结近年来医学科学发展的最新成果，科学规范医务人员的临床技术操作，是新形势下提高医疗质量、确保医疗安全、防范医疗风险的重要举措。这也是我军多年医疗管理实践的成功总结。军队自1962年起，即开始正式组织出版《医疗护理技术操作常规》，到1998年，前后共修订推出四版。此举对于规范军队临床医护操作技术，提高医疗技术水平，减少与防范医疗事故与差错，都起到了极为重要的作用。

从2003年开始，国家卫生部在总结借鉴军队成功做法的基础上，决定由中华医学会组织军地医学专家，共同编写统一的《临床技术操作规范》。这部新的《临床技术操作规范》，广泛吸收了军地医学科学发展的最新成果和成熟技术，系统总结了全国军地医学界医疗技术管理的成功经验，较好地兼顾了高新技术、成熟技术与实用技术的结合，充分体现了科学性、权威性、实用性的要求，能够适应军地各级各类医疗机构的需要。它既是一部指导临床操作的技术辞典，又是一部规范临床操作的标准用书。

我相信，随着该书的出版发行，对于规范军地广大医务人员的临床技术操作，提高医疗服务质量和医院管理水平，确保《医疗事故处理条例》的顺利实施，都将起到有力的推动作用。希望军队各级卫生管理部门和医疗机构以及全体卫生技术人员，要像过去40多年中贯彻执行军队《医疗护理技术操作常规》一样，下大力抓好《临床技术操作规范》的学习和贯彻落实，进一步促进医疗质量，提高服务水平，改进医疗作风，确保医疗安全，为广大伤病员提供更优质的服务，为军地卫生事业的繁荣发展，作出新的更大的贡献。

总后勤部卫生部部长 张雁灵

2008 年 12 月

前　言

　　《临床技术操作规范》(以下简称《规范》)是建国以来我国第一部指导和规范全国临床医务人员诊断治疗行为的学术巨著。

　　当前,医学科学技术飞速发展,广大群众对医疗卫生服务的需求不断提高,给医疗卫生管理工作和临床医务工作提出了更高的要求。因此,提高卫生技术队伍整体素质,规范各级医疗机构和医务人员的执业行为已经成为一件刻不容缓的事情,势在必行;而《医疗事故处理条例》的实施又为《规范》赋予了新的内容。

　　《规范》的编写和出版旨在对临床医务人员的医疗、护理技术操作行为提出具体要求,使临床诊断、治疗、护理做到科学化、规范化、标准化;使医务人员的临床医疗工作有章可循、有据可依。此举,将有利于提高广大医务人员的综合素质;有利于提高医疗质量;有利于加强对医疗卫生工作的管理;有利于加速我国卫生事业的现代化进程;有利于广大人民群众的健康。

　　《规范》内容丰富,涵盖了临床各个学科,以科学性、权威性、指导性、可操作性为主旨,供全国各级医疗机构的医务人员在医疗实践中遵循。

　　在卫生部的领导下,从 2001 年开始,中华医学会牵头组织了中华口腔医学会、中华护理学会和中华医学会的 56 个与临床专业密切相关的专科分会的数千名专家,着手编写《临床技术操作规范》。为了高质量地完成卫生部委托的《规范》编写任务,各学会和专科分会都组织了本学科最强的专家阵容,其中有老一辈医学专家,有两院院士,有学科带头人,还有近年来崭露头角的中青年业务骨干。专家们认真贯彻"双百"方针,力求使《规范》既能反映我国医疗技术发展的水平,又结合全国各级医疗机构具体情况;既具有学术权威性,又具有可操作性。经过反复论证、反复征求意见、反复修改,完成了《规范》的编写和出版。

　　中华医学会组织这样大规模的《规范》编写工作,问题和不足在所难免,希望各级卫生管理部门和广大临床医务人员对《规范》在实施中发现的问题,及时反馈给我们,以便再版时修正,让《规范》能够更好地指导临床工作,促进我国医疗卫生事业的发展。

　　《规范》按学科以分册的形式陆续出版。

中华医学会

2003 年 9 月

临床技术操作规范

领导小组名单

组　长　陈竺

副组长　黄洁夫　王国强　马晓伟　陈啸宏　刘　谦　尹　力
　　　　张雁灵　陈新年　钟南山

成　员　（以姓氏笔画为序）

王　羽	王正国	王忠诚	王海燕	王澍寰	巴德年
史轶蘩	白书忠	朱晓东	庄　辉	刘　俊	刘彤华
刘雁飞	汤钊猷	祁国明	买买提明·牙生	李兰娟	
李秀华	吴明江	吴孟超	吴咸中	邱贵兴	沈倍奋
张震康	陆道培	陈可冀	陈香美	陈洪铎	金连弘
郝希山	胡亚美	顾玉东	高润霖	郭应禄	韩济生
韩晓明	戴建平	魏于全			

领导小组办公室

主　任　张宗久　韩晓明（兼）

副主任　赵明钢　姜永茂

临床技术操作规范

编辑委员会名单

临床技术操作规范·肾脏病学分册

编 写 说 明

　　慢性肾脏病已经成为全球性重要公共卫生问题。实施规范化肾脏病诊治、提高肾脏病诊疗水平,是保障国民健康的重要需求。因为我国各级医疗单位众多、各地区医疗设备、条件和水平参差不齐,肾脏病临床操作技术方法不统一,因此为规范全国的肾脏病临床技术操作,制定临床技术操作规范非常重要。

　　在中华医学会领导下,第七届中华医学会肾脏病学分会组织全国肾脏病临床一线工作的专家,历时2年编写了《临床技术操作规范·肾脏病学分册》。为保障本书的科学性和实用性,编写过程中广泛征求了老专家和中青年学者的意见,多次召开编委和编者会议,几易其稿。本书初稿完成后,先后在中华医学会肾脏病学分会2007年血液净化论坛和2008年学术年会上进行了专题讨论,进一步征求了全国肾脏病学同道们的意见,再次进行了修稿和定稿。本书编写力求反映国内外肾脏病临床操作技术的先进性,并顾及国内各级医疗单位实际情况,便于临床操作实施,以此提高我国肾脏病的临床诊治水平。

　　编著《临床技术操作规范·肾脏病学分册》在我国尚属首次,并且由于我国幅员辽阔,加之血液净化技术发展迅速,新的技术方法不断涌现;因此难以一书概全,仅供同道参考。

中华医学会　　　主任委员
肾脏病学分会

2009 年 8 月

临床技术操作规范·肾脏病学分册

编 著 者 名 单

主　　编　陈香美　院士　解放军总医院

常务编委　（以姓氏笔画为序）

丁小强　教授　复旦大学附属中山医院

王力宁　教授　中国医科大学附属第一医院

刘　健　教授　新疆医科大学附属第一医院

刘伏友　教授　中南大学湘雅二医院

刘志红　院士　南京军区总医院

李　英　教授　河北医科大学第三医院

李学旺　教授　中国协和医科大学北京协和医院

余学清　教授　中山大学附属第一医院

陈　楠　教授　上海交通大学附属瑞金医院

陈江华　教授　浙江大学医学院附属第一医院

郑法雷　教授　中国协和医科大学北京协和医院

侯凡凡　教授　南方医科大学南方医院

顾　勇　教授　复旦大学附属华山医院

黄颂敏　教授　四川大学华西医院

梅长林　教授　第二军医大学附属长征医院

章友康　教授　北京大学附属第一医院

编　　委　（以姓氏笔画为序）

丁国华　教授　武汉大学人民医院

王　莉　主任医师　四川省人民医院

王汉民　副教授　第四军医大学西京医院

王俭勤　教授　兰州大学第二医院

史　伟　教授　广东省人民医院

白光辉　教授　青海医学院附属医院

邢昌赢　教授　江苏省人民医院

刘加林　主任医师　贵州省人民医院

刘章锁　教授　郑州大学第一附属医院

李文歌　主任医师　中日友好医院

李荣山　教授　山西医科大学附属第二医院

李晓玫　教授　北京大学附属第一医院

李海英　主任医师　西藏自治区第一人民医院

吴　华　教授　北京医院

张　玲　教授　重庆医科大学第二临床学院

张金黎　主任医师　云南省第一人民医院

张爱平　教授　济南军区总医院

陈　建　主任医师　南京军区福州总医院

陈孟华　教授　宁夏医学院附属医院

苗里宁　教授　吉林大学第二医院

林　珊　教授　天津医科大学总医院

赵久阳　教授　大连医科大学附属第二医院

郝　丽　教授　安徽医科大学附属医院

胡　昭　教授　山东大学齐鲁医院

钟良宝　教授　海南医学院附属医院

袁伟杰　教授　上海交通大学附属第一人民医院

顾　勇　教授　复旦大学附属华山医院

倪兆慧　教授　上海交通大学附属仁济医院

涂卫平　教授　江西医学院第二附属医院

梦雅平　教授　内蒙古医学院第一附属医院

龚智峰　主任医师　广西壮族自治区人民医院

解汝娟　教授　哈尔滨医科大学第一附属医院

编　者（以姓氏笔画为序）

王　梅　教授　北京大学人民医院

王力宁　教授　中国医科大学附属第一医院

王质刚　教授　首都医科大学附属北京友谊医院

叶朝阳　教授　第二军医大学附属长征医院

付　平　教授　四川大学华西医院

刘文虎　教授　首都医科大学附属北京友谊医院

孙雪峰　教授　解放军总医院

余学清　教授　中山大学附属第一医院

汪　涛　教授　北京大学第三医院

季大玺　教授　南京军区南京总医院

金其庄　副主任医师　北京大学附属第一医院

郑智华　教授　中山大学附属第一医院

袁伟杰　教授　上海交通大学附属第一人民医院

唐　政　教授　南京军区南京总医院

梅长林　教授　第二军医大学附属长征医院

崔太根　副教授　首都医科大学附属北京朝阳医院

责任编者（以姓氏笔画为序）

丁小强　教授　复旦大学附属中山医院

王力宁　教授　中国医科大学附属第一医院

王质刚　教授　首都医科大学附属北京友谊医院

王笑云　教授　江苏省人民医院

刘伏友　教授　中南大学湘雅二医院

陈江华　教授　浙江大学医学院附属第一医院

陈香美　院士　解放军总医院

袁伟杰　教授　上海交通大学附属第一人民医院

钱家麒　教授　上海交通大学医学院附属仁济医院

梅长林　教授　第二军医大学附属长征医院

学术秘书　孙雪峰　教授　解放军总医院

目　　录

第 1 章　经皮肾活检术

肾活检进行组织病理检查是肾脏疾病最常用的诊断手段。它不仅用于自体肾或移植肾的病理诊断,而且有助于进一步了解疾病的发生发展及转归,为指导治疗及判断预后提供更多的信息。此外,它还是临床研究的一个重要途径。

活体获取肾组织的方法经历了开放式肾活检(open renal biopsy)、直视下负压式肾活检及经皮肾活检(percutaneous renal biopsy)等阶段。目前,临床常用的肾活检方法为经皮肾活检术。经典的经皮肾活检方法为负压吸引法,这一方法是在肝穿刺活检技术的基础上发展而来。1951 年,Iversen 首次报道运用该法进行肾活检取得成功。此后 Kark 和 Muchrake 等将其进一步改进。近 20 年来,经皮肾活检技术更加进步完善,实时超声波引导能更准确的定位肾脏穿刺点以及肾活检进针途径的改良使出血等并发症大幅度减少,半自动穿刺枪的发明使这一技术更易掌握和便于临床推广应用。然而肾活检依然是一项创伤性的检查手段,取材仍有局限性,不同的病程阶段肾活检的价值也不同,因此,在临床上应严格掌握肾活检适应证。

【适应证】

凡有弥漫性肾实质损害,包括原发或继发性的肾小球疾病、小管间质疾病、肾血管性疾病等,其病因、病变程度、治疗和预后等问题尚未解决或不明确者,均为肾活检的适应证。

1. 肾病综合征。

2. 肾炎综合征。

3. 急进性肾炎综合征。

4. 各类持续性无症状尿检异常[蛋白尿和(或)镜下血尿]。

5. 非单纯肾后(梗阻)因素导致的急性肾功能减退。

6. 非单纯肾后(梗阻)因素导致的慢性肾功能减退,且肾体积未完全萎缩(超声波测量肾长径:男性≥90mm,女性≥85mm),且正常肾结构未完全消失。

7. 移植肾肾活检:各类非外科因素导致的移植肾肾功能减退、肾功能延迟恢复并疑有肾小管坏死、药物性肾中毒、慢性排异反应以及复发、新生或带入的肾小球疾病。

【禁忌证】

1. 明显出血倾向和(或)凝血功能障碍者。

2. 活动性感染性疾病:急性肾盂肾炎、肾脓肿、肾结核等。

3. 多囊肾。

4. 孤立肾。

5. 较大的肾肿瘤。

6. 肾萎缩的慢性肾功能不全。

7. 大量腹水。

8. 未能控制的高血压或低血压。

9. 未纠正的严重贫血(血红蛋白≤80g/L)。

10. 精神疾病或不能配合者。

随着肾活检技术的不断改进和提高,肾活检禁忌证的范围逐渐缩小。过去被视为肾活检禁忌证的部分肾病患者现在已经能够相对安全地进行肾活检了。因此,肾活检的禁忌证需根据患者的临床情况综合考虑。

【操作方法及程序】

1. 患者准备

(1)明确肾活检适应证后,应向患者解释肾活检的必要性及安全性,并简要说明操作过程,消除其顾虑,争取最佳配合。

(2)同时向患者和(或)亲人或监护人说明肾活检的必要性和可能引起的各类并发症,交待相关注意事项。必须取得书面同意。

(3)术前检查包括两次以上的血压测定,已有高血压者积极控制血压;仔细检查全身皮肤黏膜出血倾向及所选择进针部位的局部皮肤,多体毛者应做常规备皮处理。血常规、出血时间、凝血时间(试管法)、凝血酶原时间、血块收缩时间及血浆纤维蛋白原浓度是出凝血功能的常规检查项目。出凝血功能的检查是术前检查的重点。

(4)术前已用抗凝治疗者应停用抗凝药物、抗血小板药物以及非甾体类解热镇痛药至少停用3d以上,并复查凝血指标。

(5)术前进行双肾超声波检查以了解肾脏图像、穿刺部位及进针途径。

(6)要求受检患者尽可能在术前12~24h内排大便。

(7)术前无任何原因引起的剧烈性咳嗽、腹痛及腹泻者,应推迟肾活检。

(8)非急诊肾活检的女性患者应尽量避开月经期。

(9)严重肾衰竭者术前应加强透析(常行连续性血液净化治疗);并将血压控制

在相对正常范围。

(10)焦虑者及不能合作者可酌情应用镇静药。

(11)预计发生出血性并发症的可能性较大的患者术前使用维生素 K 及止血药物。

2.器械及药品准备

(1)穿刺针的选择:国内多采用负压吸引法,所用的肾活检穿刺针一般为 18 号负压穿刺针(Menghini 肾活检穿刺针,图 1-1),根据超声波所测的皮肾距离选择肾活检针的长度型号,另须准备负压吸引法所需的负压吸引装置(20ml 一次性注射器、连接管、针卡)、深度固定卡、长度测量尺等(图 1-2),除负压吸引装置外的上述其他器械均须采用灭菌法(高温高压或高压蒸汽)消毒。其他活检针有 Franklin-Vim-silverance 针或 Tru-cut 针(图 1-3)。视操作者及其单位的经验而确定是否选用半自动或全自动穿刺枪。

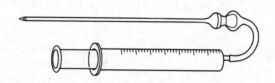

图 1-1　Menghini 肾活检穿刺针

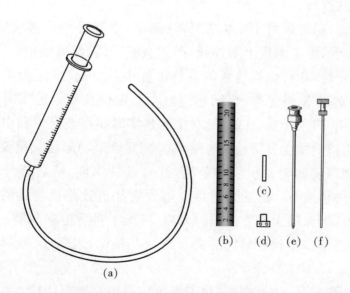

图 1-2　Menghini 负压吸引穿刺针及配件

a. 负压吸引注射器及连接管;b. 钢尺;c. 针卡;d. 深度固定卡;e. 穿刺针;f. 针芯

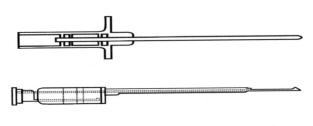

图 1-3　Tru-Cut 肾活检穿刺针

（2）超声波探头的选用及穿刺针固定器：探头可选用矩阵式或扇形式，通常选用相匹配的穿刺针固定器，要求固定器能将进针途径调整至合适的角度，术前应对超声波探头及固定器进行消毒。由于超声波的准确定位及深度测定，现在均无须采用探测针预定位。

（3）选用常规的皮肤消毒液，局麻药可选 1% 普鲁卡因或 2% 利多卡因。

（4）术中所需的铺巾及敷料应打包高温高压消毒，注射器可选用一次性注射器，通常无须皮肤切口及皮肤缝合。

（5）穿刺针不得重复使用。

3.操作步骤

（1）体位：受检患者取俯卧位，腹部肋缘下（相当于肾区位置）垫以 5～10cm 高的棉枕以减少肾脏移动。双上肢置于两侧，头偏向一侧。嘱患者平静呼吸。特殊情况下可采用侧卧位。

（2）皮肤消毒：通常采用 1% 聚维酮碘（碘伏）消毒至少 2 遍或以上，消毒范围包括上至肩胛下线，下至髂后上棘连线，两侧至腋后线，然后铺巾。

（3）穿刺点定位：在肾活检技术的发展过程中，定位技术经历了体表标记经验定位、静脉肾盂造影 X 线定位、早期超声波术前定位及当今的实时超声波定位与引导，甚至可采用 CT 定位。目前，最常用的是实时超声波定位和引导穿刺。实时超声波引导肾活检对减少肾活检并发症和提高穿刺成功率至关重要。最初应用超声波体表定位测定皮肤至肾包膜的距离，计算进针深度，然后移开超声波探头进针，这种定位方法仍带有一定的盲目性。因为实际进针路径与提前超声波定位的路径可能不一致，因而增大了肾活检的风险，降低了肾活检成功率。而在实时超声波引导下，操作者能观察到穿刺针的进入路径及深度，因而减少了风险，提高了成功率。

由于右肾位置较低，较易穿刺，故很多单位采用右侧肾活检。探头位置通常置于患者平静呼气末状态下肾脏所在位置，力求避免胸廓肋骨的阻拦。适当调整 B 超探头位置和方向，使肾脏下极轮廓显示清晰。为提高穿刺成功率，超声波引导线（进针方向）与肾脏表面纵轴的垂直线成 15°～30° 的夹角，但角度不宜过大，否则进针时易滑过肾脏表面,导致取不到肾组织(俗称空穿刺)。穿刺点应尽量靠近肾下极边缘,进针线一般选择肾下极与集合系统之间的外1/3,从而避开大血管(图1-4)。个别肥胖患者,肾脏位置较高,只能做肋间穿刺,尽可能沿肋骨上缘进针。

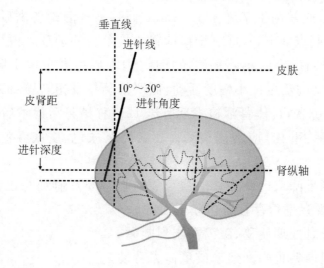

图1-4　进针引导线模式

(4)测定穿刺距离:超声波固定架长度+皮肾距离(超声波测量)+15~20mm(穿刺时肾脏往下移动距离)+欲取肾组织长度15mm。例如:超声波固定架长度=40mm,皮肾距离=50mm,肾脏下移距离=20mm,那么穿刺距离=120~125mm。

(5)局麻:皮内局麻及沿进针途径做皮下局麻,通常将注射器造成负压的同时先进针,如无出血,边退出注射针边注射局麻药液。

(6)穿刺方法:针芯完全插入针管内,经超声波穿刺针固定器的针槽及在实时B超引导下将穿刺针穿刺至肾包膜表面,取出针芯,置入针卡,连接负压。当肾脏处于最佳穿刺位置时,嘱患者屏气,助手同步制造负压,操作者快速进针至预定深度,即刻快速拔出穿刺针,用负压注射器中的生理盐水推射出肾组织。穿刺动作以手腕运动为主,幅度不易过大,过程应快捷。

(7)标本长度:所取肾组织长度通常为10~15mm,标本过短所取的肾小球数不够,而标本过长则容易穿透肾脏,导致包膜下血肿和(或)肉眼血尿。合格的取材应包括肾皮质和髓质。通常要求1~2次取到足够的肾组织,个别患者因所取组织不够或空穿时可重复穿刺。目前所用穿刺针较细,常穿两针以上。

(8)送检:按各项病理检查的要求分割肾组织及处理,即刻送检。通常行光镜、免疫病理和电镜检查。光镜及电镜分别采用相应的固定液固定,免疫荧光检查将肾组织置于低温生理盐水内,特别要求者另外采用相应的固定液。

（9）伤口包扎：肾穿刺术后敷料包扎伤口，敷以纱布，胶布固定。

【注意事项】

1. 在等待推车将患者送回病房前，用手（或手指）在肾活检进针的体表部位施压，自体肾活检者通常用手掌施压1～3min，而移植肾活检者术后均应采用手指或大鱼际部压迫穿刺点30min，这对于移植肾活检术后的护理来说特别重要。

2. 将患者送回病房后小心平移至病床上，术后患者采取平卧状态，严格腰部制动4h（四肢可放松及缓慢小幅度活动，而严禁翻身及扭转腰部），如无高血压、肾功能不全等高危患者，自体肾活检术后卧床12h；移植肾活检术后也要求卧床12h。

3. 早期（术后6h内）应常规检测血压、脉搏、尿色、皮肤颜色、出汗情况、腰腹部症状及体征。

4. 出现血压下降或肉眼血尿时应反复查血常规及血细胞比容，腰腹部疼痛显著者应做B超，观察是否存在肾包膜下血肿。

5. 避免或及时处理便秘、腹泻及剧烈咳嗽。

6. 术后3周内禁止剧烈运动或重体力劳动。

【并发症及其处理】

肾活检术最常见的并发症是术后肾出血，包括肉眼血尿及肾周血肿，严重者须行肾切除，甚至死亡。防止出血性并发症的关键在于术前详细的出凝血功能检查；此外，超声波是否能清晰地显示肾下极、合理选择正确的穿刺部位、进针方向、肾脏体积大小、活检时的肾功能状态、术中及术后的血压控制情况、原发病的类型（如IgA肾病、糖尿病肾病、肾淀粉样变）等常与出血性并发症的发生密切相关。其他常见的并发症有尿潴留、腰痛不适。较少见的并发症有肾动静脉瘘、感染、误伤其他脏器器官。

1. 血尿 绝大多数患者术后都有镜下血尿，但肉眼血尿的发生率仅为2%～7%。多数肉眼血尿发生在术后第1次排尿时，3～5次排尿后尿色逐渐转清，一般不超过2d。少部分在术后3～12d还会发生肉眼血尿，这类出血可能与患者血栓脱落有关，常发生在发作性肉眼血尿型IgA肾病、临床中晚期糖尿病肾病、肾功能不全及血压控制不佳患者。对于严重肉眼血尿患者应采取积极的止血措施，包括持续静脉泵注入垂体后叶素、肌内注射或皮下注射巴曲酶（立止血）及静脉输注维生素 K_1 等，但不主张使用容易形成血凝块的凝血药物。当患者血细胞比容下降超过6%以上或血红蛋白下降20g/L以上或血流动力学不稳定，必须静脉补充液体，维持正常的血液循环，促使较多的尿液排出，以保持泌尿道的通畅，防止血凝块堵塞尿道。如血细胞比容及血红蛋白继续下降，则应及时输血、选择性肾动脉造影介入栓塞以及外科手术以控制活动性大出血。

2. 肾周血肿 如肾出血未与肾盂肾盏相通常常形成肾周血肿。肾周血肿在肾活检术后也较常见,但确切的发生率尚未统计,多为小血肿。临床上常表现为肾活检3~5d后出现的低热、腰痛,经B超检查证实。肾周小血肿卧床休息可自行吸收消散而无后遗症,较大的血肿可在3个月内吸收。严重的大血肿处理类似严重的肉眼血尿患者。

3. 尿潴留 术后部分患者因为情绪紧张而出现尿潴留,以致需要协助排尿以及采用导尿措施排尿。发生明显肉眼血尿,且尿中出现较多血凝块者,容易尿路梗阻导致严重的尿潴留。后者应采取经皮膀胱穿刺导尿或三腔导尿管导尿及反复冲洗膀胱,直至患者肾出血停止。

4. 动静脉瘘 少数患者术后动静脉瘘,出现肾活检后无法解释的高血压,移植肾受者的活检部位通常可闻及血管性杂音。多普勒超声波检查或肾动脉造影可确诊,多数患者能在1~2年内自行缓解,严重者可在选择性肾动脉造影时采用栓塞治疗。

5. 肾周疼痛 多为轻度钝痛,长时间、较剧烈的疼痛可能与血肿扩大和(或)尿路梗阻有关。对于术后出现剧烈疼痛的患者,或不伴肾周痛而出现双下肢内侧疼痛,或腹痛,且同时伴有大量出汗者,应严密观察血压及心率变化并及时测定血细胞比容及血红蛋白浓度,确定有严重出血时应及时处理。

附 肾组织标本处理

一、肾活检标本的初步处理

为了保证迅速、及时、合适的分切组织,技术员必须到肾活检现场,并做好充分的准备工作。

【准备工作】

1. 取一块纱布用生理盐水浸透,以拧不出水,而又潮湿为宜。纱布内放一块编好号的胶布(因胶布潮湿后不易写字),置入培养器皿内备用,每个肾穿刺患者,需分别准备一块这样的纱布。纱布不能太湿,否则肾组织浸在水中容易造成组织自溶;也不能太干,以免组织干涸,影响抗原性。两者均会影响染色效果。

2. 用一个清洁的5ml标本瓶,加入光镜固定液3ml(FAA固定液:甲醛溶液10ml,冰醋酸5ml,95%乙醇85ml混匀),盖塞紧后备用(以防乙醇挥发)。

3. 用一个清洁的5ml标本瓶,加入冷电镜固定液3ml[2.5%戊二醛10ml,双蒸馏水40ml,混匀后再加pH为7.4的磷酸缓冲液(PBS)50ml,冰箱内保存],置冰箱内备用。

4. 解剖显微镜一架,冰瓶一个,眼科手术平镊一把,直尺一把,双面刀片一把,蜡板一块。

5. 上述光镜固定液小瓶、电镜固定液小瓶及培养皿均应在肾穿刺术数小时前准备完毕,并将其置于冰箱内备用。

【取材判断】

经皮肾活检术所获取的肾组织一般包括以下几种成分:皮质组织、皮髓交界组织以及皮质－髓质－皮质组织。穿刺取得肾组织后,立即用生理盐水冲洗数次以除血迹。

1. 迅速判断所取组织是否为肾组织,还是其他类型的组织,如肌肉组织、结缔组织、脂肪组织等。

2. 当确定为肾组织后,立即将组织置于蜡板上,迅速测量其长度(mm),并记录。

3. 用解剖显微镜或放大镜进行观察,以区别皮质和髓质,并仔细观察标本是否有肾小球。在解剖显微镜下,肾皮质色较淡,皮质区可见一些分布不规则,朦胧的红色小点,此即肾小球。使用解剖显微镜可大大帮助区别组织,作出正确的判断。但随着经验的积累,也可用肉眼判定。

4. 要使肾活检诊断的可靠,所取标本的量是至关重要的。如无肾小球或皮质部分少于 1 ml,要考虑再次穿刺,取得的组织要迅速分切后固定。

【标本分切】

用国产 18 号 Menghini 型穿刺针(针长 15cm,内径 1.4mm)取得的肾组织粗细适中,一次取得组织以 1.5～2.0cm 为最佳。组织取出后用小镊子将组织轻轻地夹到蜡板上,镜下观察,量出长度,用锐利的刀片将组织间隔切成 1mm、2mm 及 4mm 长的数段,分别供电子显微镜、免疫荧光、免疫酶标、光学显微镜检查用。首先分取电镜标本,要求组织少而精,取皮质区 1mm 长度即可,要求肾小球至少 1 个;其次分配免疫病理检查所需组织,约 2mm,要求肾小球至少 3～5 个;其余组织留作光镜检查用,要求肾小球至少 10 个。

【标本处理】

1. 免疫荧光及免疫酶标　将分切后的组织迅速放入事先冷藏的培养皿内的湿纱布中,置入冰瓶立即送至恒温冷冻切片机内(<-30℃)进行包埋、切片。如果不能马上切片,标本必须立即保存于-40～-70℃低温冰箱内,以保持抗原活性,防止抗原移位或流失,但在低温冰箱内放置时间不宜超过 2d。

2. 光镜　将分切后的组织平放在蜡板上,勿使其扭曲,用小镊子蘸少许光镜固定液于组织表面,30s 左右使组织稍稍硬直后,再将整条组织放入固定液内。这样固定的组织平整、不易弯曲,便于切出完整的切片。

3. 电镜　将分切后的组织立即放入 2.5% 戊二醛固定液中,置于冰瓶内送至电镜室。

【注意事项】

1. 观察和分切标本应在短时间内完成,并注意保持肾组织湿润,切勿使其干涸。

2. 在解剖显微镜下观察组织时,光线不宜太强,否则组织容易干涸,肾小球也不易看清。

3. 供免疫荧光检查用的肾组织应避免接触固定液,特别是含乙醇的固定液,以免影响冰冻切片检查结果。电镜固定液和光镜固定液不得互相混入。

4. 组织未经固定前,镊子夹取组织的动作要轻,勿牵扯组织,避免人为因素造成组织细胞变形。

二、肾活检标本光镜检查的制备技术

【组织固定】

1. 固定液的选择　进行组织学检查,一般用 4％甲醛(即 10％福尔马林)溶液,但是肾活检标本常常需要进行多种特殊检查及染色,因此应选择一种能够适用于各种特殊染色的固定液。升汞-苦味酸混合固定,不但可以进行常规染色和各种特殊染色,还可进行酶标抗体染色。

2. 固定要求　肾活检取得标本后,立即平铺在小蜡板上,迅速以锋利的刀片将组织按规定分配,并立即用固定液固定标本。如用戊二醛固定,固定时间最好不超过 2h;如为多聚甲醛固定,时间稍长无妨。

3. 固定液配制

(1)升汞-福尔马林(用时将 a、b 液混合,摇匀)

    a. 饱和氯化汞　　　　　4.5ml(1％NaCl)

    b. 甲醛　　　　　　　　0.5ml

(2)取 2.5ml Db 液,配方如下:

    80％饱和苦味酸乙醇溶液　25ml

    纯乙醇　　　　　　　　　220ml

    甲醛　　　　　　　　　　120ml

    蒸馏水　　　　　　　　　50ml

组织取好后,先放入升汞-福尔马林液中 10min 左右,再将组织取出,放入 Db 液中固定。

【前期处理】

1. 脱水处理

    75％乙醇　　　　　10min×2 次

    90％伊红乙醇　　　10min

95%乙醇　　　　　　10min

优质无水乙醇　　　　10min×2 次

2. 透明　用擦镜纸将组织包埋后,放入氯仿中 10min×2 次。

3. 浸蜡

蜡缸Ⅰ　30min

蜡缸Ⅱ　60min

4. 包埋

5. 切片

(1)普通切片:厚度为 1～2μm,烤片温度为 60℃,时间 10min。

(2)银染切片:厚度与普通切片相同,烤片温度需 90℃,时间为 40min。

【苏木精-伊红染色(HE 染色)】

HE 染色是观察组织病变与否的最基本染色。

1. 切片常规脱蜡入水。

2. 苏木素染细胞核 1～2min。

3. 水洗后 1%盐酸分化(过一下)。

4. 流水冲洗,镜下观察细胞核已经染成蓝色,其余组织呈灰色。

5. 放置伊红染液中 20min 左右。

6. 如基底膜偏红可在 75%乙醇缸中过一下。

7. 乙醇脱水,二甲苯透明,封片。

苏木素染液配制:将苏木素溶于乙醇,倾入明矾液中,混合后蒸沸,加入一氧化汞 1.0g,用玻棒搅拌均匀,当溶液呈深紫色时,立即移入冷水中,促使冷却,静置过夜,过滤封闭保存,用前若加 5%醋酸则染色更佳。一般新鲜配制时染 2～5min。

苏木素	0.9g
氧化汞	0.5～1.0g
纯乙醇	10ml
HAC	12～13ml
硫酸铝钾铵(钾明矾)	20g
甘油	10ml/100ml
蒸馏水	200ml

伊红乙醇配制:将伊红溶解后,用滴管滴入醋酸使呈糊状,加数升蒸馏水即可过滤,将滤出的沉渣在烤箱中烤干,溶于 95%乙醇 200ml 中,即可用。

伊红(曙红 Y)	1.0g
蒸馏水	10ml

【PAS 染色】

过碘酸-席夫染色(PAS 染色)将肾小球基底膜、肾小管基底膜以及系膜基质染成紫红色。

1. 切片常规脱蜡入水。

2. 1‰过碘酸氧化 15min。

3. 水洗后,过蒸馏水。

4. 放置席夫试剂(Schiff 试剂)染色 5～10min。

5. 流水冲洗 10min 以上(观察组织由淡红色转为玫瑰红色)。

6. 苏木素淡染 30s～2min。

7. 水洗蓝化(必要时分化)。

8. 乙醇脱水,二甲苯透明,封片。

席夫(Schiff)液配制:将蒸馏水煮沸冷却至 80℃,溶入碱性品红,冷却后过滤,至 60℃时加盐酸,25℃时加偏重亚硫酸钠,黑暗中储放过夜,加入药用炭,摇 1min 后过滤,4℃暗色瓶中备用。

配方:碱性品红 1g、偏重亚硫酸钠 2g、1mol/L(1N)盐酸 20ml、药用炭 2g、蒸馏水 200ml。

【马森三色染色】

马森(Masson)三色染色将细胞核染成黑色,胞浆及胶原纤维染成蓝绿色,蛋白、免疫复合物染成橘红色。

1. 切片常规脱蜡入水。

2. 天青石蓝染细胞核 10min,水洗蓝化。

3. 1‰醋酸水溶液 1min。

4. 马森(Masson)红染液 10min 左右。

5. 1‰醋酸水溶液 1min。

6. 0.5‰亮绿,光镜下控制,使肾小球基底膜变绿。

7. 快速脱水(甩片),透明封片。

马森(Masson)红染液配制:

变色酸 2R(chicmolocps 2R)	0.6g
亮绿 SF	0.3g
蒸馏水	100ml
磷钨酸	0.8g
冰醋酸	1.0ml

【PAM 染色】

PAM 染色将肾小球基底膜、肾小管基底膜以及系膜基质染成黑色,而免疫复合物染成红色。

1. 切片常规脱蜡入水。

2. 脱汞:30％含碘(3％)乙醇 5min。

3. 脱碘:5％硫代硫酸钠 5min。

4. 蒸馏水冲洗 7～8 次。

5. 六胺银染色,75℃,30～45min。

6. 蒸馏水冲洗。

7.3％硫代硫酸钠 2～5min。

8. 清水冲洗。

9.1％醋酸中过一下。

10. 混合红 1h。

11.1％醋酸水洗。

12.1％淡绿,光镜下控制。

13. 快速脱水(甩片),透明封片。

六胺银液配制:用时现配

预温蒸馏水　　　　　23ml

5％硼砂　　　　　　4.5ml

4％硼酸　　　　　　0.2～0.4ml

15％六次甲基四胺　　6ml

10％硝酸银　　　　　0.7～0.75ml

混合红液配制:马森(Masson)红染液中加入少许 1％酸性品红,比例需染片后定。

【MSB 染色】

细胞核呈黑色;红细胞呈黄色;蛋白呈红色;结缔组织呈蓝色。

1. 切片脱蜡入水。

2. 用天青蓝染细胞核。

3. 水冲洗。

4. 分化核(试剂:分化液中含 0.25％盐酸,70％乙醇)。

5. 水冲洗。

6. 过 95％乙醇,然后用 0.5％马休黄染[0.5％马休黄(martius yellow),95％乙醇,2％磷钨酸]2min。

7. 蒸馏水洗,然后用 1％丽春红 6R(brilliant crystal scarlet,1％丽春红 6R,2.5％醋酸)染色 10min。

8. 用蒸馏水冲洗,再用 1％磷钨酸做固定分化红色染料 5min。

9. 0.5％苯胺蓝(soluble blue,0.5％苯胺蓝,1％醋酸)染 10min。

10. 1％醋酸洗,吸干,纯乙醇脱水,二甲苯透明,封片。

【高锰酸钾-碱性刚果红染色】

细胞核蓝色,淀粉样物质呈淡红色。

1. 切片脱蜡入水。

2. 高锰酸钾-硫酸混合液(5％高锰酸钾,0.3％硫酸,用时现配,等量混合)处理 3min,水洗。

3. 5％草酸 3min,水洗。

4. 苏木素染核 2min,水洗,蓝化。

5. 碱性刚果红液(1％NaOH 0.3ml,80％乙醇氯化钠刚果红饱和溶液 30ml)中 10~20min。

6. 快速脱水,透明,封片。

注意:切片厚度以 4~6μm 为好。

此种染色是在碱性刚果红染色(去掉第二和第三两个步骤)阳性基础上进行的,以此辨别蛋白的性质:经高锰酸钾处理后依然阳性的切片为 AL 蛋白沉积;阴性的切片为 AA 蛋白沉积。

三、肾活检标本免疫化学及免疫荧光染色的制备技术

【免疫化学染色试剂】

1. pH7.4 0.01mol/L 磷酸盐缓冲液(PBS)(用于稀释抗体,冲洗切片)

A 液 0.2mol/L Na_2HPO_4:$Na_2HPO_4 \cdot 12H_2O$ 35.82g/500ml 蒸馏水

B 液 0.2mol/L Na_2HPO_4:$Na_2HPO_4 \cdot 12H_2O$ 15.6g/500ml 蒸馏水

A 液 40.5ml,B 液 9.5ml,加 8.8g NaCl,蒸馏水(DW)稀释至 1 000ml

2. pH7.2 0.15mol/L PBS 缓冲液(洗液)

$Na_2HPO_4 \cdot 12H_2O$ 96.695g

KH_2PO_4 7.145g

NaCl 10.625g

蒸馏水溶解至 5 000ml

3. pH 7.6 0.05mol/L Tris-HCl 缓冲液

0.2mol/L Tris:称取三羟甲基氨基甲烷24.3g,加 DW 溶液至 1 000ml

0.1mol/L HCl:浓 HCl 8.8ml 加水至 1 000ml

0.1mol/L HCl 389ml,加入 0.2mol/L Tril 250ml,再加 DW 至 1 000ml

4. 3.3′二氨基联苯胺(DAB)-H_2O_2 显色液

3mg DAB 加 5ml pH7.6 0.05mol/L Tril-HCl 缓冲液溶液,加 8μl 3％ H_2O_2,

充分混匀,临用前配制。

5. 苏木素染液

苏木素	1g
无水乙醇	10ml
钾明矾(硫酸铝钾)	20g
蒸馏水	200ml
氧化汞	1g
冰醋酸	12ml
甘油	10ml/500ml

配制时先将明矾溶解,再将苏木素溶于乙醇倾入明矾液中,混匀后用火煮沸,加入氧化汞1g,以玻璃棒搅至深紫色立即移入冷水,静置过夜,过滤,加入甘油密封保存,用时加入冰醋酸。

【肾组织免疫荧光染色(直接法)】

1. 肾组织冰冻切片吹干。

2. 加适当稀释度抗体异硫氰荧光素(FITC)(IgG、IgA、IgM、C3、C4、C1q),置湿盒室温40min。

3. 取出后流水冲洗,吹干。

4. 荧光显微镜下镜检。

5. 若需照相,用50%缓冲甘油(0.5mol/L碳酸盐缓冲液pH9.0～9.5)封固。

【肾组织免疫酶标染色】

1. 冰冻切片直接免疫酶标染色法

(1)3μm冰冻切片未经固定,电风扇吹干。

(2)加适当稀释度辣根过氧化酶(HRP)-抗体(IgG、IgA、IgM、C3、C4、C1q、HBS)置湿盒37℃ 40min。

(3)取出后流水冲洗,pH7.2 0.15mol/L PBS洗3次,吹干。

(4)浸入(或滴加)DAB-H_2O_2显色5min,水洗。

(5)苏木素复染,水洗吹干后封片镜检。

2. 冰冻切片过氧化酶-抗过氧化酶复合物(PAP)四层法

(1)充分吹干切片,冷丙酮固定10min,吹干。

(2)10%小牛血清室温作用20min。

(3)去除多余液体,加工作浓度单克隆抗体室温孵育1.5h。

(4)pH 7.4 0.04mol/L PBS充分冲洗。

(5)加HRP-RAM 1:100抗体,室温40min[稀释液同(5)]。

(6)洗片同(4)。

(7)加 1:50 兔 PAP 室温 40min。

(8)洗片同(4)。

(9)加 DAB-H_2O_2 显色液,镜下观察控制显色时间,流水洗去显色液,苏木素复染细胞核,水洗。

(10)吹干,树胶封片。

3. 结果判断

(1)肾小球:观察并记录肾活检切片中所有肾小球中阳性细胞总数,再以此总数除以每份切片中肾小球个数,得出每个肾小球内阳性细胞相对平均值,同时分别记录球内阳性细胞最高值、最低值。

(2)肾间质:15 倍目镜中加 25 格测微器,在 40 倍镜下,参照血细胞计数板算得每平方毫米内阳性细胞数。

(3)肾小管:分别计数皮、髓质各 50 个肾小管,分别乘以 2 再求其百分数。

【石蜡切片免疫组化】

1. 标本处理

(1)标本固定(升汞-苦味酸固定液)

A 液:饱和氯化汞 4.5ml

甲醛 0.5ml(临用时混合)

B 液:苦味酸饱和溶液

组织取好后,先放入 A 液中 5min,再将组织转入 B 液 2.5ml 中 5h 至过夜。

(2)脱水

①75％乙醇 10min 洗苦味酸。

②90％伊红乙醇 10～15min。

③95％乙醇 10～15min。

④将组织块用擦镜纸包好,放入无水乙醇(优级醇)10min×2,中间摇动数次。

(3)透明:将组织块放入氯仿中 10min×2,10min 后更换氯仿。

(4)浸蜡:将透明过的组织投入蜡Ⅰ(60℃,不含松香)20～30min,再移至蜡Ⅱ(60℃,含少许松香)1～1.5h。

(5)包埋、切片:将浸过蜡的组织包埋成蜡块,切片时将蜡块冻入液氮罐中 1min,取出,切片 1μm 厚,蜡片漂浮于 35℃水中,贴片后 62℃烤片 5min,冷却待用。

2. 石蜡切片 PAP 四层法染色

(1)将石蜡切片脱蜡入水,先入二甲苯Ⅰ、Ⅱ缸,各 10min,再入无水乙醇、95％乙醇、75％乙醇各 10min,将切片浸入水中。

(2)如需要 0.05％胰蛋白酶消化 5min,水洗。

(3)PBS 洗片。

(4)10％FCS 室温 20min。

(5)加工作浓度的特异性单克隆抗体室温过夜。

(6)余后处理完全同冰冻切片染色法。

四、肾活检标本电子显微镜超薄切片的制备技术

电子显微镜观察肾穿刺组织超微结构是肾脏疾病诊断及科研工作的重要内容之一。电镜观察的成功与否与标本制备的质量密切相关,因此,必须十分重视电镜标本制备技术。超薄切片是电镜工作中重要的一环,包括取材、固定、脱水、浸透和包埋、切片、染色等步骤,现将超薄切片的步骤和要求分述如下。

【取材】

1.要求　取材必须强调快、小、准、低温操作、避免拉伤。

(1)快:所取材料力求保持在生活状态中,因此,应争取在穿刺组织取出后半分钟内固定。

(2)小:电镜固定液对组织的穿透能力较弱,故组织块大小以不超过 1mm³ 为宜。

(3)准:电镜观察有一定的局限性,若标本中无肾小球则难以提供诊断意见,因此应注意取材准确性。合格的电镜标本中应含有 1 个以上的肾小球。

(4)低温操作:血供停止后,组织和细胞内各种酶的活动迅速造成组织自溶。为了避免这种现象,需在 0～4℃ 操作,夏季最好将组织放在冰块上操作,所用器械应先预冷。

(5)避免拉伤:组织被牵拉和挤压将直接影响观察效果,所以,取材应选用锋利的器械,操作时切勿牵拉或挤压组织。

2.步骤　将蜡板置冰块中,滴上冷(4℃)的电镜固定液,将肾活检组织迅速放入蜡板上的固定液中,并用锋利的刀片切成 1mm³ 的小块,然后移入清洁的小瓶中,确保组织块全部浸没在固定液中,加盖,4℃下固定。

【固定】

固定的目的是为了在分子水平上保存生物细胞的每一细节,使其最大限度地接近生活状态,尽量减少"死后变化",以利于电镜下的观察、判断。

1.固定方式　分物理和化学固定两种方式,生物组织和细胞的固定多选用化学方法。即一定的化学试剂和细胞内蛋白质发生化学结合形成交联,稳定蛋白质,并保存脂肪、糖类、借此来固定细胞结构,使它们处于生活状态时的位置。

2.固定剂的选择　理想的固定剂应具备:能迅速、均匀地渗入到组织内部;较好地稳定各种结构成分;保存一定的酶活力;不使细胞收缩或膨胀;没有人工假象,

以保证电镜图像的真实性。此外,固定剂的 pH、渗透压及电解质也与其固定效果有直接的关系。

3. 常用的固定剂

(1)戊二醛(glutaraldehyde $C_5H_8O_2$)　用它固定的组织结构细腻,成分丧失少。其结构式为 $O—CH—CH_2—CH_2—CH_2—CH—O$,一般配成 3.75% 的溶液(pH7.2~7.4)置 4℃ 冰箱中备用,标本固定时间为 4℃ 2h。

①戊二醛固定液的配制方法

0.2mol/L 磷酸缓冲液

A 液　$Na_2PO_4 \cdot 2H_2O$　35.61g　双蒸水加至 1 000ml

B 液　$NaH_2PO_4 \cdot H_2O$　27.6g　双蒸水加至 1 000ml

0.2mol/L 磷酸缓冲液

25℃	pH	A 液	B 液
	7.2	36.0ml	14.0ml
	7.3	38.5ml	11.5ml
	7.4	40.5ml	19.5ml

戊二醛固定液 3.75%

(戊二醛+双蒸水):磷酸缓冲液=1:1

(15ml+35ml):50ml=1:1

戊二醛加入后 pH 略有下降

②戊二醛的主要优点:对组织的穿透力较强、较快;与细胞有很强的亲和力,对糖原、核蛋白,尤其是微管、内质网等细胞膜基质都有较好的固定作用;能保存某些酶活性,适于进行细胞化学研究;组织块在其冷溶液中可以保存数周至数月而微细结构不发生改变。

③戊二醛的缺点:没有"电子染色"的作用,经它单独固定的标本反差很弱;对脂质作用很差,脱水后大部分脂质会被抽取;不影响细胞渗透压,故对缓冲液渗透压要求很高。

(2)锇酸(osmium tetroxide OsO_4)锇酸又称四氧化锇。它是一种淡黄色结晶体,水溶液是中性,具有很强的挥发性和毒性。锇酸是贵重、优良的电镜标本固定剂。一般用它作后固定。固定时间因组织不同而异,一般 1~2h/4℃。

①锇酸固定液的配制:将市售淡黄色结晶状的锇酸安瓿(0.5g,1.0g 两种)洗净,放入清洗干净的棕色磨口瓶内,盖紧瓶塞,振破安瓿,放入一定量蒸馏水,配成 2% 水溶液(锇酸 1g 加入 500ml 蒸馏水),置 2d 后待其完全溶解成无色透明或淡黄色清液方可使用。临用时取此液加等量的 0.2mol pH7.4 的缓冲液,使成 1% 溶液。

②锇酸的主要优点:是一种强氧化剂,对氨具有很强的亲和力,几乎能和所有细胞成分结合,较完好地保存细胞微细结构;能与不饱和脂肪酸结合,形成脂肪-锇酸复合物,是唯一能够固定脂类物质的固定剂;较好地保存核蛋白;本身密度高,产生良好的电子反差,弥补戊二醛固定的不足;对缓冲液要求不严格;在固定时间合适的情况下,不会使固定组织变硬变脆及收缩和膨胀,便于以后超薄切片。

③锇酸的缺点:分子较大,渗透力弱,组织块若超过 $1mm^3$,固定效果则差,引起固定不均匀;对糖原、核酸及微管固定差,不适于进行细胞化学工作;标本长时间停留在固定液中会使组织变脆,造成切片困难;挥发性和毒性大,对人体有害。

戊二醛和四氧化锇各自存在着许多优、缺点,共同固定可互补对方的不足。因此,现在多采用戊二醛作前(预)固定,锇酸后固定,此即双固定法。肾穿刺标本取材不易,超微结构观察要求细致,保存细胞成分越多越好,一般均选用戊二醛-锇酸双固定。固定液用量一般为标本的 40 倍。醛类和锇酸混合后会起氧化还原反应,形成还原锇沉淀。因此,标本经戊二醛作固定后必须充分水洗,并用磷酸缓冲液清洗数遍。

除上述两种固定液外,还可用 4‰多聚甲醛及高锰酸钾作电镜固定液。4‰多聚甲醛经济、易得,不受条件限制,固定效果较接近戊二醛;高锰酸钾对磷脂类固定效果好,适于保存细胞膜结构。但肾穿刺组织一般不采用这两种固定液。

4.固定的步骤 常规使用 3.75‰冷戊二醛作预固定,通常在 4℃下固定 2h 或过夜,0.1mol/L 的磷酸缓冲液冲洗后 1‰锇酸作后固定,一般 4℃下固定 1.5～2h。

【脱水】

电镜包埋材料大多是不溶于水的,为了保证包埋介质完全渗入组织内部,必须用一种水及渗透液均能相溶的惰性液体来取代水,将组织内水分驱除干净。一般用一系列浓度的乙醇或丙酮进行脱水。脱水液量与组织块之比大于1:20 倍,室温下操作。为便于包埋剂渗透,在脱水之后包埋之前可加入环氧丙烷(propylene oxide)作中间溶剂;为提高样品反差,也可在 70‰乙醇脱水过程中加醋酸铀进行组织块染。

具体步骤:采用丙酮脱水剂,由低浓度开始,逐渐增加浓度,一般由 30‰、50‰、70‰、90‰、100‰逐渐递增,每级 10～15min,纯丙酮脱水 45min(每 15min换液 1 次)。脱水应充分,否则可造成包埋剂浸透不全、聚合不好等,影响切片质量。

【浸透、包埋及聚合】

包埋剂为液体介质,它可以渗入组织取代脱水液,并能在一定温度下聚合,硬化成固体,有足够的弹性作为细胞支架,使细胞能承受超薄片,耐受电子束轰击。

理想的包埋剂应黏度较低,易渗入组织,对组织不起化学反应,能溶于脱水剂;聚合均匀、充分,不产生体积收缩;软、硬度适中,容易切片;透明度好,不产生前景反应,材料来源丰富,操作简便。

目前广泛应用的包埋剂是环氧树脂 Epon812,这是一种热塑性树脂,微黄色液体,黏度较低(25℃150～120 厘泊),它和一定量的硬化剂作用后,在一定温度下形成不可逆交链的黄棕色固体。硬化剂一般都用二酸酐类,它起交链、固化作用。Epon812 的优点是能够保存组织的细微结构。

1. 配制包埋剂注意事项　①包埋剂配制要准确无误,尤其是 DMP-30;②包埋剂搅拌要充分,依次按时加入;DMP-30 需缓慢加入,并至少搅拌 10min 使其充分混合;③加入硬化剂时勿加温,以免发生提早聚合;④操作时注意防潮,应在相对湿度 40% 以下的密闭操作箱内进行,以防造成包埋介质浑浊,聚合不匀,硬度和弹性不当等。

2. 浸泡、包埋、聚合过程

(1)浸泡:脱水后的标本,移入包埋剂与纯丙酮 1:1 中 30min 以上,再移入 2:1 中 3h,入纯包埋剂 3h。

(2)包埋:取 1 号或 2 号药用透明胶囊,内放标本号,烤干,注入包埋剂,再放样品于胶囊中央,样品会逐渐下沉到胶囊底部,移入烤箱,37℃12～24h,45℃12h,60℃12～24h 聚合。

包埋剂多用环氧树脂,配法如下:

A 液:Epon812　62ml　　　　　B 液:　Epon812　100ml

　　　 DDSA　100ml　　　　　　　　 MNA　　89ml

改变 A 液和 B 液的比例则可调节聚合块的硬度,A 液多则软,B 液多则硬。可视组织的硬度和气候不同调节其比例。临用时取 A、B 液按下列比例配好后,通常冬天 A:B＝3:7 或 4:6 或 5:5;春秋 A:B＝2:8;夏天 A:B＝1:9。

试剂名称:

Epon812　　　环氧树脂　812

DDSA　　　　 十二烷基琥珀酸酐(硬化剂)

MNA　　　　　甲基内次甲基四氢苯二甲酸酐(硬化剂)

DMP-30　　　 2,4,6-三(二甲氨基甲基)苯酚(加速剂)

聚合好的胶囊是微黄(棕)色固体,透明、均匀、无气泡;组织块位于胶囊底端中心。

【修块定位及步骤】

1. 修块　聚合好的包埋块,固定在样品夹中,在解剖显微镜下,用锐利的刀片小心地修去顶部及周围的包埋介质,暴露出组织来,再把组织块四周的包埋介质修成四面锥体,组织块表面要修平整,根据组织大小修成各种形状,上下边缘最好互相平行,如梯形、长方形或正方形等,大小约 $1mm^2$,可切去一角留作记号,以方便定位。

2.定位 因电镜仅能观察某(几)个细胞形态及内部微细结构,超薄切片亦只能切 $0.04\sim0.09mm^2$,故准确定位非常重要。肾穿刺组织定位更是如此。如定不到肾小球则意味着整个过程失败。

3.步骤 将修好的组织包埋块在超薄切片机下切成 $0.5\sim1\mu m$ 的切片,经甲苯胺蓝染色后在光学显微镜下观察,选取合适的小球及病变部位,修去多余的组织。修时选用锋利刀片,边要直,角要锐,便于超薄切片。甲苯胺蓝染色:半薄切片用 0.5%甲苯胺蓝水溶液染色约 1min(可在火焰上加温,待看到水汽时停止),水洗,镜下定位。

【超薄切片】

切片是样品制备过程中技术性较强的一环,可按如下条件、步骤操作。

1.载网与支持膜 超薄切片的载网是具有透明支持膜的铜网,圆形,直径大多为 3mm,网孔一般有 $50\sim300$ 目,可有正方形、圆形,亦可有单孔,可根据试验不同而加以选择。支持膜一般用 Formvar(聚乙烯醇缩甲醛)膜,它具有相当好的机械强度和透明度,若复以碳膜可更坚固。另有火棉及碳膜、微筛膜等,各有其所长。

Formvar 膜的制备:制膜浓度可从 0.2%~0.5%,做膜前,将新铜网浸入无水乙醇中清洗,滤干后备用。将干净玻片插入 Formvar 液中,立即提起,垂直放置待干,膜干后漂于蒸馏水面,放上铜网,滤纸捞起。

2.切片刀 超薄切片需要特殊的切片刀——玻璃刀或钻石刀。玻璃要求很高,厚 5~8mm,硬度要合适;制作玻璃刀一般用专门的制刀机,制刀要求干净,角度合乎标准,刀口锐利等,切片刀的优劣直接影响超薄切片。钻石刀更为优良,可切出10~20mm 的切片,使用寿命更长,但价格昂贵而不常用。

3.超薄切片机 我们使用的是瑞典 LKB-Ⅱ型超薄切片机,它能切出半薄和超薄切片,切片厚度能控制在 5~200nm,还可根据需要自动调节,切出厚度均匀的连续切片带。

4.超薄切片术 超薄切片的质量与玻璃刀、架刀角度、收集槽液面、组织块硬度、组织的固定、脱水、包埋过程以及包埋块的修整,切片机性能和操作者的责任心等因素有密切关系。操作基本过程为开机-固定组织块-架刀-手动修块-注水槽-自动连续切片-收集片-捞片。

切片时尚需有适当的温度和湿度,以 20℃,湿度 60%以下为佳。超薄切片比较合适的厚度为 40~60nm,切片越薄,分辨率越高,对比度则越低。

切片的厚度由于涉色估计,其颜色与厚度的关系如下:

干涉色	切片厚度(nm)
灰色	<50
银白色	50~70
金黄色	70~90
紫色	>90

选灰色和银白色的切片捞于有膜铜网(或镍网)上,一般支持膜厚 10~20nm,无结构,耐电子轰击,不起化学反应。

【染色】

透射电镜标本染色是以组织和细胞染色后对电子散射的程度来显示出不同的结构,需用重金属与组织中某些成分结合或被吸附来达到染色目的。目前采用的是醋酸铀和柠檬酸铅双重染色,以达到互补作用。

1. 染色的要求　理想染色剂的标准应是能够增强反应;选择性地使重金属常沉淀在一定部位上;保持微细结构的完整性;不与固定剂发生不良反应;在室温和正常大气压情况下,配制简单,操作方便,染色均匀。

(1)醋酸铀:又称醋酸双氧铀,结构式为 $UO_2(CH_3COO)_2 \cdot 2H_2O$,它可以和大多数细胞成分结合,易与核糖核酸颗粒反应,降低组织类脂的提取。

pH 对于醋酸铀结合到生物各种基质上的能力有很大影响,pH>3.5 时,双氧铀离子对 DNA 的亲和力明显增加。

(2)柠檬酸铅:铅盐的密度很大,对各种细胞都有亲和力,可以大大提高反差。铅最大特点是与糖原结合,形成粗大的沉淀样颗粒;它还能染酶原颗粒,遇核苷酸和核酸时与磷酸结合形成复合物,对基质有很强的亲和力。铅最大的缺点是暴露在空气中易形成不溶性碳酸铅,使染液浑浊造成切片污染。我室用钠石灰置于操作箱中,可吸收空气中的 CO_2 避免碳酸铅污染。

(3)柠檬酸铅染液的配制:取高纯度或 AR、GR 的硝酸铅 1.33g,柠檬酸钠 $[Na_3(C_6H_5O_7) \cdot 2H_2O]$1.76g,加双蒸水 30ml,置于 50ml 的容量瓶内混合,用力摇动 1min,间隔再摇,待试剂全部溶解,使上述试剂完全形成柠檬酸铅(即全部呈乳白色时),再加入 8ml 1N NaOH(NaOH 须新鲜配制),摇之使液体清亮,再加双蒸水至总量 50ml,必要时可过滤。

2. 染色步骤　取一蜡板,滴上饱和的醋酸铀上清液(水或 70% 乙醇配制均可),把切片的铜网面靠在液面上,在室温染 15~30min 或更长。用双蒸水洗净铀液,滤纸吸干,再于另一蜡板上滴上柠檬酸铅液,室温中染 5~15min,双蒸水洗净,滤干,置于干净培皿中,用电镜观察。

经上述一系列过程方可获得一张超薄片,检验其是否合格还需在电镜下证实。由此可见,电镜样品制备的不易。

【注意事项】

1．所用试剂要求纯度高，最好用 AR 级或 GB 级，而且要求新近产品。

2．用具要清洁，以免污染导致失败。

3．锇酸易挥发，其蒸汽有剧毒，对眼、鼻黏膜有刺激及损害，应在通风橱中使用。

4．锇酸铀为放射性物质，注意防护，并避免皮肤破损。

5．DMP-30 为剧毒品，对皮肤刺激很大。

6．环氧树脂有致癌性。

7．制作聚合块过程中要求保持干燥，特别是 Epon812 更是如此，最好在干燥的操作箱中进行，否则常因湿度大而失败。

第 2 章　肾囊肿穿刺术

【适应证】

1. 直径≥5cm 单发或多发单纯性肾囊肿,伴腰部胀痛不适或患者心理压力较大,要求治疗者。

2. 引起压迫症状的肾盂旁囊肿。

3. 多囊肾患者肾囊肿直径≥5cm,有压迫症状或引起功能障碍。

4. 肾囊肿合并感染时,通过囊肿穿刺抽出脓液,冲洗囊腔后注入抗生素治疗。

【禁忌证】

1. 有严重出血倾向。

2. 肾盂源性囊肿。

3. 合并其他严重疾病,精神高度紧张及不能配合者。

4. 穿刺部位皮肤感染。

5. 穿刺路径不能避开周围重要脏器。

【操作方法及程序】

1. 患者取俯卧位或健侧卧位,腰部肾区垫高,测定囊肿大小及与皮肤的距离,选择囊肿最清晰,距体表最近且能避开周围脏器处作为进针点,做好标记后,以此为中心用安尔碘消毒皮肤,铺洞巾。

2. 用消毒后的穿刺探头再次校正最佳穿刺进针点,用 2‰利多卡因局麻后,先用注射针头刺破进针点的皮肤及皮下组织,选择 18G 或 21G 穿刺针进行穿刺。

3. 在超声实时动态监测下进行穿刺,当穿刺针抵达囊肿壁时嘱患者屏气,将穿刺针刺入囊内,并保持针尖在囊腔中央。然后,嘱患者缓慢呼吸。

4. 拔出针芯,缓慢抽取囊液,根据囊肿缩小情况,随时调整针尖位置,以免脱出。抽液至囊腔消失。记录抽出的囊液量及颜色,根据需要,留取囊液送常规、生化及细菌学检查。

5. 抽完囊液,将无水乙醇注入囊腔,反复冲洗囊腔 3～4 次。无水乙醇冲洗量约为抽出囊液量的 1/4,一般不超过 50ml。

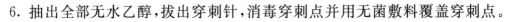

6. 抽出全部无水乙醇,拔出穿刺针,消毒穿刺点并用无菌敷料覆盖穿刺点。

【注意事项】

1. 术前测血压,并行心电图、血尿常规、出凝血时间、肝肾功能等检查。

2. 穿刺及抽液应在超声实时动态监测下进行,避免损伤周围器官。

3. 穿刺肾上极囊肿时,注意进针角度,勿损伤胸膜。

4. 乙醇过敏者禁行硬化治疗。

5. 注入硬化剂前尽量抽净囊液,避免囊液稀释硬化剂而影响疗效。

6. 注入硬化剂时,应确保穿刺针尖在囊内;若针尖脱出,禁止注入硬化剂。

7. 抽出囊液或注入硬化剂时,避免混入空气,以免影响疗效或造成囊内感染。

8. 感染性肾囊肿不注入硬化剂。

9. 术中严格无菌操作。

第3章 导 尿 术

导尿术是肾脏内科常用的诊疗手段,临床应用广泛。虽然导尿术相对于其他特殊操作而言比较简单,但仍需注意,在特定的疾病情况下和特殊患者中,进行导尿术操作也有相当风险,肾脏内科的各级医师均应明确了解导尿术的适应证、禁忌证和正确的操作方法及相关注意事项。

【适应证】

1. 各种原因引起的尿潴留。

2. 膀胱容量、残余尿量测定。

3. 尿动力学检查(膀胱测压、压力-流率测定、尿道压测定等)。

4. 膀胱、尿道造影检查。

5. 膀胱药物灌注。

6. 无菌法尿标本收集及尿细菌培养标本的收集。

7. 尿道长度测定。

8. 危重病人尿量监测。

9. 膀胱注水测漏试验,了解有无膀胱破裂存在。

10. 产科手术前,某些泌尿外科手术前留置导尿管。

11. 大型手术前导尿,方便术中尿量观察、防止术中膀胱过度充盈。

12. 某些尿道、膀胱手术后留置导尿管。

13. 尿路出血较多时为防止膀胱血块填塞而行导尿并冲洗。

【禁忌证】

导尿术相对安全,无绝对禁忌证。但须注意该操作仍存在一些相对禁忌证。包括:①急性尿道炎;②急性前列腺炎、附睾炎;③女性月经期;④骨盆骨折合并尿道损伤试行留置导尿管失败者。当患者存在这些情况时应斟酌利弊,并向患者及家属明确交代病情、导尿操作的意义和风险,在征得患者及家属和情同意的前提下,细心操作,避免并发症出现。

【操作方法及程序】

1. 女性导尿法

(1)向患者告知操作的目的和方法,取得合作。

(2)让病人两腿屈膝自然分开,暴露外阴。

(3)将治疗巾垫于臀下,戴无菌手套,用消毒液棉球清洗外阴,其原则由上至下,由内向外;清洗完毕后左手拇、示指分开大阴唇,以尿道口为中心消毒。

(4)打开导尿包,更换无菌手套,铺洞巾,润滑导尿管前端,以左手拇、示指分开大阴唇,聚维酮碘(碘伏)棉球再次消毒尿道口。

(5)若为普通导尿管,将导尿管轻轻插入尿道 4～6cm,见尿后再送入 1～2cm。如需做尿培养,用无菌标本瓶或试管接取。导尿毕,用纱布包裹导尿管拔出。

(6)若需要留置导尿管,最好选用气囊导尿管。应用气囊导尿管时,应将导尿管充分置入膀胱内,再向气囊注无菌水(若无特殊情况,气囊注水 8～10 ml,小儿导尿管须根据选择的导尿管大小决定)后缓缓抽出,让气囊位于膀胱颈口固定。当拔出气囊导尿管时,应先用注射器完全抽出气囊中的液体,再缓慢拔出导尿管。

2. 男性导尿术

(1)向患者告知操作的目的和方法,取得合作。

(2)患者平卧位,双腿稍分开,暴露外阴。

(3)戴无菌手套,用消毒液棉球清洗阴茎,后推包皮暴露尿道口及冠状沟,消毒尿道口和龟头。

(4)打开导尿包,更换无菌手套,铺洞巾,滑润导尿管 18～20cm。左手持无菌纱布包住阴茎,后推包皮暴露尿道口,再次消毒尿道口,提起阴茎使之与腹壁成 60°角。

(5)将导尿管轻轻插入尿道 18～20cm,见尿后再送入 1～2cm。

(6)留取尿培养标本、留置尿管、拔管同女性导尿术。

【注意事项】

1. 在需行导尿术操作前,应告知操作的方法、意义及相关并发症,征得患者和家属的知情同意,并签署操作同意书。

2. 严格遵守无菌操作规范。

3. 动作宜轻柔,避免出现不必要的尿道损伤。

4. 女性尿道短,3～5cm 长,富于扩张性,尿道口在阴蒂下方,呈矢状裂。老年妇女由于会阴肌肉松弛,尿道口回缩,插导尿管时应正确辨认。

5. 成人男性尿道全长 17～20cm,有两个弯曲即活动的耻骨前弯和固定的耻骨下弯。导尿时须提直阴茎消除耻骨前弯。遇到导尿管置入有困难的病人(如老年人),可以先在尿道内注入 10～20ml 无菌液状石蜡,以充分润滑尿道。

6. 男性患者导尿后应及时将包皮复位,防止嵌顿形成。男性幼儿包皮难以翻

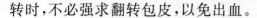

转时,不必强求翻转包皮,以免出血。

7. 膀胱过度充盈的患者,宜反复分次放尿,避免膀胱出血(具体方法:首次放尿约 500ml,然后每 15min 放尿 500 ml,直至放空)。

8. 长期留置导尿管的患者,应加强尿道口护理,定期更换导尿管,并适当应用抗生素预防尿路感染。

9. 无菌尿袋应固定于膀胱水平以下位置,防止尿液反流。

第4章　膀胱穿刺术

膀胱穿刺术是肾脏内科常见诊疗手段。虽然膀胱穿刺术相对于其他特殊操作而言比较安全,但仍需注意,作为一种有创性诊疗手段在行膀胱穿刺术时仍有风险。肾脏内科的各级医师均应明确了解膀胱穿刺术的适应证、禁忌证和正确的操作方法及相关注意事项。

【适应证】

1.急性尿潴留导尿术未成功,而又急需排尿或送检尿标本者。

2.无菌法尿标本收集及尿细菌培养标本的收集。

3.前列腺增生症、尿道狭窄或尿道损伤且不能手术而需膀胱造口引流尿液者。

4.尿道手术为预防感染或尿外渗。

5.经尿道前列腺电切术时,用以冲洗和减压的一种方法。

6.神经源性膀胱,不能耐受较大手术者。

7.急性前列腺炎、急性尿道炎伴尿潴留者。

【禁忌证】

没有绝对禁忌证。下尿路梗阻可用其他方法解决时需医生根据利弊选择。

【操作方法及程序】

1.备齐用物,并向患者介绍膀胱穿刺的目的与方法,取得合作。

2.暴露穿刺部位。治疗巾垫于病人臀下。

3.穿刺部位为耻骨联合中点上 2cm 处,叩诊证实膀胱充盈。

4.常规消毒穿刺部位皮肤,戴无菌手套,铺洞巾,行局部麻醉。

5.穿刺针栓部接无菌橡皮管,并用止血钳夹紧橡皮管,左手拇、示指固定穿刺部位,右手持穿刺针垂直刺入膀胱腔,见尿后再进针 1～2cm,然后在橡皮管末端套上 50ml 注射器,松开止血钳,开始抽吸,满 50ml 后夹管,将尿液注入量杯,如此反复操作。膀胱过度膨胀者,每次抽出尿液不得超过 1 000ml,以免膀胱内压迅速降低而导致膀胱出血或休克的发生。必要时留标本送检。

6.抽毕,用聚维酮碘(碘伏)消毒穿刺点,盖以纱布,胶布固定,术后密切观察患者穿刺部位有无出血。

【注意事项】

1. 在需行膀胱穿刺术操作前,应告知操作的指征、意义及相关并发症,征得患者和家属的知情同意,并签署操作同意书。

2. 膀胱穿刺术必须在膀胱充盈状态下进行,否则有进入腹腔的可能。

3. 操作应按无菌要求进行,必要时应用抗生素。一次放尿不要过多,以防膀胱黏膜出血,如必须放尿较多而又不选择安放造瘘管时,可使用较粗留置针接无菌尿袋缓慢放尿。

4. 留置膀胱造瘘管有出血时用无菌生理盐水冲洗。引流尿管粗细适当,并妥善固定防止滑脱,否则会引起尿外渗。

5. 留置膀胱造瘘管需定期更换尿袋及引流管(尿袋 1 周换 1 次,引流管 2 周至 3 个月换 1 次)。造瘘口定期更换敷料。

第5章 中心静脉临时及长期导管置管术

中心静脉导管是血液透析和其他血液净化疗法的血管通路之一。根据结构的不同,导管可分为单腔导管、双腔导管和三腔导管。作为血液净化的中心静脉导管,目前多采用双腔导管。其原理是将一根双腔导管置入中心静脉,将双腔导管的其中一腔作为动脉腔,用于引出血液,另一腔作为静脉腔,用于将净化后血液回输病人体内。体外部分分别对动静脉腔用红蓝两色作出标记,与血管通路的动静脉端相连接。导管的置入部位可为双侧颈内静脉、股静脉以及锁骨下静脉,以右侧颈内静脉作为首选。

第一节 颈内静脉临时导管置管术

【适应证】

1. 紧急血液透析或临时血液透析。

2. 血浆置换。

3. 血液灌流。

4. 连续性肾脏替代治疗。

5. 其他血液净化治疗。

【禁忌证】

1. 绝对禁忌证　①穿刺部位存在破损、感染、血肿、肿瘤等;②拟插管的血管有明确新鲜血栓形成或明显狭窄。

2. 相对禁忌证　①在预定插管血管有血栓形成史、外伤史或外科手术史;②安装有起搏器。

【操作方法及程序】

1. 体位　一般采取仰卧、头低位,右肩部垫起,头后仰,使颈部充分伸展,面部略转向对侧。

2. 穿刺点选择 可以分为前、中、后三种路径穿刺,以中路最为常用。

(1)前路穿刺:前路穿刺点和进针方式:以左手示指和中指在中线旁开,于胸锁乳突肌的中点前缘相当于甲状软骨上缘水平,触及颈总动脉搏动,针尖指向同侧乳头或锁骨的中、内 1/3 交界处。此路径进针造成气胸的机会不多,但易误入颈总动脉。

(2)中路穿刺:中路穿刺点和进针方式:锁骨与胸锁乳突肌的锁骨头和胸骨头所形成的三角区的顶点,针尖指向同侧乳头方向。因为此点可直接触及颈总动脉,可以避开颈总动脉,误伤动脉的机会较少。另外此处颈内静脉较浅,穿刺成功率高。

(3)后路穿刺:后路穿刺点和进针方式:在胸锁乳突肌的后外缘中、下 1/3 的交点或距锁骨上缘 3～5cm 处作为进针点。在此处颈内静脉位于胸锁乳突肌的下面略偏外侧,针干一般保持水平,在胸锁乳突肌的深部指向锁骨上窝方向。针尖不宜过分向内侧深入,以免损伤颈总动脉,甚至穿入气管内。

3. 操作方法 现以中路插管为例加以具体说明,采用钢丝导入法(Seldinger 法)。

(1)病人取仰卧位,头低后仰 15°～20°,若病人存在肺动脉高压或充血性心力衰竭则可保持水平卧位穿刺。

(2)肩背部略垫高,头转向对侧,使颈伸展。

(3)戴消毒手套,常规消毒、铺巾。

(4)触摸胸锁乳突肌的胸骨头和锁骨头所形成的三角,确认三角形的顶部作为皮肤进针点。

(5)局麻后用局麻针试探颈内静脉的位置、深浅。针尖指向同侧乳头方向,与皮肤成 30°～45°进针,在进针过程中保持注射器内轻度持续负压,使能及时判断针尖是否已进入静脉。有静脉回血,确定进入颈内静脉后,认准方向、角度和进针深度后拔出试探针。

(6)用注射器(可含有一定量生理盐水)接上穿刺针,沿局麻针穿刺方向进针,预计针尖达到静脉浅面,一手持针干,另一手持注射器并保持适当的负压,徐徐进针,当针尖进入静脉时,常有突破感,可回抽到通畅的静脉血。如果使用套管针,继续进针 2～3mm,确保外套管入静脉腔。固定内针,捻转推进外套管。

(7)旋转取下注射器,将导引钢丝插入,退出穿刺针。如导引钢丝插入困难,不能强行置入。

(8)可用一小尖刀片在穿刺点做一小切口,沿导引钢丝插入扩张管,扩张皮肤和皮下,并进入颈内静脉。扩张时一定要确保导引钢丝尾段伸出扩张管末端,并确保扩张管沿导引钢丝移动,钢丝保持不动,可用一手拿住导引钢丝尾段保持固定,另一手将扩张管徐徐沿钢丝进入皮肤及皮下,如果皮下阻力较大,可以左右捻转扩张管并慢慢推进。

(9)将导管套在导引钢丝外面,导管尖端接近穿刺点,导引钢丝必须伸出导管尾部,将导管送进颈内静脉后,边插导管,边退出钢丝,回抽血液通畅。

(10)用肝素生理盐水冲洗1次,如果紧急透析,可直接连接透析管路进行透析;如果非紧急透析,可用纯肝素或肝素盐水按照导管上标注的容量封管。

(11)将导管缝合固定到皮肤上,覆盖敷料。

【注意事项】

1. 导管选择。成年人导管的直径一般在11～14Fr,右侧颈内静脉一般选用长度为12～16cm,左侧颈内静脉一般选用长度为14～20cm。

2. 正式穿刺时的进针深度往往较试穿刺时要深,因为正式穿刺时粗针头相对较钝,易将静脉壁向前推移甚至压瘪,尤其是低血容量的病人。有时穿透静脉也未抽得回血,这时可缓慢退针,边退边抽往往可抽得回血。

3. 应掌握多种进路的穿刺技术,避免在某一部位过度穿刺。

4. 穿刺过程中穿刺针要直进直退,如需改变穿刺方向时必须将针尖退至皮下,否则会增加血管的损伤。

5. 穿刺成功后应将导管内的气体抽出注入生理盐水,以防固定导管时血液在导管内凝固。

6. 有条件可以在B超引导下穿刺,特别是在既往有过多次该部位插管史或穿刺不顺利的病人。

【并发症及处理】

1. 皮下渗血或血肿 颈内静脉一般情况下压力不高,特别是病人在插管后取半卧位或坐位时,压力更低,不会造成大量出血。但穿刺时如损伤皮下小血管特别是颈外静脉、小动脉时,则有大量出血的可能。如果误伤颈动脉,有可能造成血肿。此时需压迫止血,必要时请外科医生予以结扎止血。较大的血肿有压迫导致窒息的可能,必要时需紧急行气管插管并请外科医生处理。对于有动脉损伤的病人尽量暂停或后延透析,必要时可用无肝素透析。

2. 气胸、血胸或血气胸 穿刺时有穿破胸膜和肺尖的可能。如果少量气胸不需特殊处理,可自行吸收。如果气胸严重甚至形成张力性气胸,应请外科医生紧急处理。在穿刺扩张或送管时撕裂静脉甚至将导管穿透静脉而送入胸腔内,会造成血胸,如果同时损伤肺组织,则可造成血气胸。如有怀疑,可通过X线胸片明确诊断,密切观察病情变化,并请胸外科医生协助处理。

3. 空气栓塞 在穿刺时如果发生咳嗽、呼吸困难等表现时,可能是发生了空气栓塞,应立刻让病人头低脚高、左侧卧位,吸氧,密切观察病情变化,必要时做好心肺复苏和机械通气的准备并请心胸外科协助处理。穿刺时应注意观察,发现去掉注射器后血液不向外流而是向体内流的时候,应该立即用手指堵住穿刺针末端,并尽快放入导引钢丝。

4. 心律失常　导丝或导管进入右心房甚至右心室,可以造成心律失常,严重的心律失常甚至可以造成病人猝死。因此,操作中要密切观察病人心律的变化。一旦有严重心律失常发生,应立即终止置管,迅速判断原因,按照心律失常治疗原则处理。

5. 导丝断裂或导丝留在血管内　当导丝沿穿刺针送入血管时,如果发现不顺利,常常会抽出导丝,此时动作不可过于粗暴,否则有可能造成穿刺针锋利的针尖边缘将导丝切断而导致一部分导丝留在体内;导丝送入血管成功后,扩张血管或者放置导管时,一定要确保导丝尾端长出扩张管和导管末端,否则,在扩张或者送入导管时,会将导丝送入血管内。发生导丝断裂到血管内或者导丝全部进入血管内,此时应该请血管介入科或血管外科协助解决。

6. 其他少见并发症

(1)神经损伤:常见臂丛神经损伤,患者可出现同侧桡神经、尺神经或正中神经刺激症状,主诉有放射到同侧手臂的触电感或麻刺感,此时应立即退出穿刺针或导管。

(2)纵隔损伤:纵隔损伤可引起纵隔血肿或纵隔积液,严重者可造成上腔静脉压迫,此时,应拔出导管并行急诊手术,清除血肿,解除上腔静脉梗阻。

(3)心肌穿孔:由于导管太硬且送管太深直至右心房,当心脏收缩时易穿破心房壁(罕见有穿破右室壁者),如不能及时发现作出正确诊断,后果十分严重,死亡率很高。预防方法:送管不宜过深,右侧颈内静脉导管长度一般为 12～16cm。左侧颈内静脉导管长度一般为 14～20cm。一定要正确选择规格合适的导管,并在插管后立即行 X 线胸片检查,如果发现插管过深,可向外适当拔出一部分导管并固定。

第二节　股静脉临时导管置管术

【适应证】

1. 参阅临时导管颈内静脉置管术。

2. 不能平卧特别是一些心衰病人。

3. 不能适应或不能配合颈内静脉置管术。

【禁忌证】

1. 参阅临时导管颈内静脉置管术。

2. 插管同侧拟行肾移植手术。

3. 同侧肢体有深静脉血栓。

【操作方法及程序】

1. 体位　病人一般仰卧位,膝稍屈,髋关节外旋外展 45°,特殊的病人,如心衰时,体位不能完全平卧,可采用半卧位。但完全的端坐位甚至前倾坐位则不适宜行股静脉置管。

2. 穿刺点选择　可选用任一侧股静脉,但因右侧髂静脉与下腔静脉连接处夹角小,更常选用。如为右利手者操作选右侧股静脉插管更顺手。触诊股动脉最明显点,可采用双指法即示指与中指分开触诊股动脉,确定股动脉位置及走向。股静脉位于股动脉内侧 0.5~1cm。一般在腹股沟韧带下方 2~3cm 处作为穿刺点。

3. 操作方法　选定穿刺点,针尖指向正中线上的肚脐进针。其他步骤同颈内静脉穿刺。

【注意事项】

1. 局部必须做皮肤清洁,严格消毒。

2. 穿刺时不要过浅或过深,若过深时,应在渐退针的同时抽吸注射器,即可抽出静脉血。如遇病人较肥胖或水肿明显,穿刺针与皮肤的角度可以适当加大,但避免垂直于皮肤穿刺,同时,一定将针头固定好。

3. 若穿刺时,抽出鲜红色血液即表示穿入股动脉,应重新穿刺。

4. 需用较长导管,一般股静脉临时导管的长度应该至少 19cm,这样才能够到达下腔静脉。

5. 易感染,如护理不当,易引起导管性菌血症。

6. 影响病人活动,不能长时间使用。

【并发症及处理】

1. 穿刺引起静脉穿透伤或误伤动脉,导致出血,形成血肿。局部血肿一般压迫即可。但要注意,腹膜后的大血肿可致命,需要外科处理。

2. 股静脉穿刺误入腹腔内、膀胱内。此种并发症需要外科处理。

3. 其他的并发症请参阅颈内静脉置管术的有关部分。

第三节　锁骨下静脉临时导管置管术

【适应证】

参阅颈内静脉临时导管置管术。

【禁忌证】

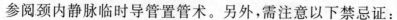

参阅颈内静脉临时导管置管术。另外,需注意以下禁忌证:

1. 胸廓畸形或锁骨和肩胛畸形。

2. 锁骨和肩胛带外伤,局部有感染。

3. 横膈上升,纵隔移位等胸腔疾患。

4. 严重肺气肿。

【操作方法及程序】

1. 体位　体位同颈内静脉穿刺,经锁骨上穿刺锁骨下静脉还要使肩胛下移,显露锁骨上窝。个别不能完全平卧的病人,可以半卧位,但尽可能接近平卧。

2. 穿刺点选择　锁骨下静脉穿刺有上入路和下入路两种方式,上入路在胸锁乳突肌锁骨头的外侧缘与锁骨的交界点为进针点,针尖与锁骨成 45°与冠状面尽量保持水平并指向胸锁关节。下入路为目前使用较多的方式,一般在锁骨中、外1/3 交界处的锁骨下方进针,针尖指向胸锁关节,针干尽量贴近皮肤,向后并向上进针。

3. 操作方法　现以锁骨下入路插管为例加以具体说明,采用钢丝导入法(Seldinger 法)。

(1)体位及常规准备见颈内静脉置管。

(2)在锁骨中、外 1/3 交界处的锁骨下方做皮下麻醉并用局麻针指向胸锁关节做皮下浸润麻醉。针干尽量贴近皮肤向后并向上进针,进针时要先抽吸注射器,观察有无回血。一旦发现回血并确认为静脉血,认准方向、角度和进针深度后拔出试探用的局麻针。如果全部针头进入皮下也未见回血,则退出局麻针,将针头向上或向下,针干与皮肤成 15°～20°再次试探进针。但不可反复多次多方向试探进针。因为未见回血的原因可能是局麻针头的长度不够,特别是进针点偏外侧时,而不是角度不对。

(3)用注射器(可含有一定量生理盐水)接上穿刺针,沿局麻针穿刺方向进针并保持适当的负压,徐徐进针,当针尖进入静脉时,常有突破感,回抽血流畅通。如果未见回血,按照上述局麻针的方式变换一下穿刺角度。

(4)其余步骤同颈内静脉置管。

【注意事项】

1. 参阅颈内静脉临时导管置管术。

2. 锁骨下导管应比颈内静脉导管略长,一般为 16cm 左右,应选用规格合适的导管。插管后应根据 X 线胸片,做适当的调整。

3. 今后拟建立慢性血管通路者,尽可能不选择锁骨下静脉,因为本技术引起锁骨下静脉狭窄的机会比较高。

【并发症及处理】

1. 参阅临时导管颈内静脉置管术。

2. 锁骨下静脉穿刺易损伤锁骨下动脉,一旦发生,不宜压迫,可请血管外科或者胸科医生协助处理。

3. 胸导管损伤。左侧锁骨下静脉插管可损伤胸导管,穿刺点可有清亮淋巴液渗出或出现乳糜胸腔积液。此时应请胸科医生协助处理。

第四节 中心静脉长期导管置管术

带涤纶套的中心静脉留置导管由于在皮下建立了一个皮下隧道(tunnel),并通过导管自身的涤纶套(cuff)与皮下组织粘连封闭了皮肤入口至中心静脉的缝隙,使得该导管固定更加容易和牢固,感染的机会减少,使用时间大大延长。同时,该导管材料的生物相容性更好。但比起真正的永久血管通路(自身或移植动静脉内瘘)仍有较大差距,故常称它为一种长期导管或半永久的中心静脉留置导管。

长期导管的置管部位和临时导管一样,首选右侧颈内静脉。

【适应证】

1. 内瘘建立时间不长或拟行内瘘手术的尿毒症患者,因病情需要立即开始维持性血液透析治疗。

2. 内瘘手术多次失败,已经无法在肢体制作各种内瘘。

3. 部分因为心功能较差而不能耐受内瘘的患者。

4. 部分腹膜透析病人,因各种原因需要暂时停止一段时间腹透,用血液透析过渡。

5. 预期生命有限的患者。

6. 预计短期内即可行肾移植的患者。

【禁忌证】

1. 参阅临时导管颈内静脉置管术。

2. 绝对禁忌证。穿刺部位、皮下隧道以及导管出口部位的皮肤或软组织存在破损、感染、血肿、肿瘤等。

3. 相对禁忌证。①拟留置长期导管的部位曾行过多次临时导管插管;②明显的出血倾向。

【操作方法及程序】

1. 体位 同相同部位颈内静脉临时导管置管术。

2. 穿刺点选择 ①首选右侧颈内静脉。②其他较少选用的部位:左侧颈内静脉、锁骨下静脉、股静脉。③具体穿刺点参阅相同部位的临时导管置管术。

3. **操作方法**　操作尽量在 X 线透视下进行,以方便调整导管位置。注意环境的无菌消毒,全程需要严格无菌操作。下面以右侧颈内静脉长期导管留置术为例,描述具体操作方法:

(1)术者戴口罩、帽子及无菌手套。

(2)患者仰卧位,头向左偏,充分暴露右侧颈部三角区(胸锁乳突肌胸骨头、锁骨头及锁骨上缘组成的三角区)。

(3)常规消毒右侧颈部及同侧前胸部位皮肤,铺巾。

(4)用细针连接盛有局麻药液的注射器,在皮肤定点处做皮丘,并做皮下浸润麻醉,然后针尖指向同侧乳头方向,与皮肤成 30°～45°角指向尾端进针,在进针过程中保持注射器内轻度持续负压,使能及时判断针尖是否已进入静脉。一旦成功,认准方向、角度和进针深度后拔出试探针。

(5)用含有一定量生理盐水的注射器接上穿刺针,沿局麻针穿刺方向进针,预计针尖到达静脉浅面,一手持针干,另一手持注射器并保持适当的负压,徐徐进针,当针尖进入静脉时,常有突破感,回抽血流畅通。根据抽出血液颜色和针头出血速度判断针头进入的是静脉而不是动脉;沿穿刺针放入导丝进入体内 25～35cm。

(6)在体表标记好长期管出口位置,使导管的涤纶套在出口里面 2～3cm 处,并使导管的尖端位于右侧胸骨旁的第 3 或第 4 肋间。

(7)局麻后,在标记好的长期管出口处皮肤做 1 个约 1cm 的横行切口,沿切口向上、向内分离皮下组织形成皮下隧道至导丝出口处,并在导丝出口处做一 1～2cm 切口;用隧道针将长期管的末端从皮肤出口处沿皮下隧道引出至导丝处,调整长期管 cuff 的位置离出口 2～3cm 处的皮下。

(8)沿导丝放入扩张管扩张皮肤及皮下组织后,沿导丝置入带芯的撕脱鞘;拔除导丝和撕脱鞘芯,同时迅速用指腹堵住撕脱鞘口以避免血液流出或空气进入血管;沿撕脱鞘腔放入长期管,向两侧撕开撕脱鞘至长期管全部进入;检查导管没有打折,如有打折,分离打折部位的皮下组织使得导管打折部位消失,注意一般应使导管动脉侧位于导管弧形的内侧。

(9)用注射器分别在长期管的动静脉端反复抽吸、推注,确保两端皆出血通畅。

(10)X 线下检查长期管的末端位于上腔静脉接近右心房的开口处,即投影标志位于右侧第 3、4 前肋间或第 7 胸椎。

(11)按标注的动静脉管腔容积注入肝素原液或肝素盐水封管,夹闭夹子,拧上肝素帽。

(12)缝合 2 个切口,缝线固定长期管的体外部分,无菌敷料覆盖伤口。

【注意事项】

1. 左侧颈内静脉插管方法与右侧相同。因左侧颈内静脉入无名静脉的角度

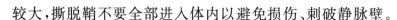

较大,撕脱鞘不要全部进入体内以避免损伤、刺破静脉壁。

2. 因颈内静脉和颈内动脉的位置关系存在个体差异,有条件者可以在术前进行血管超声检查明确两者的位置关系以及中心静脉管腔通畅情况。

3. 沿撕脱鞘放置长期管时注意动作要快,以免空气进入体内造成空气栓塞。对于中心静脉压力低的病人,可以在扩容后或采取头低脚高位进行操作,并可叮嘱病人在此时呼气末屏住气。

4. 皮下隧道的弧度要大,避免长期管打折或扭转,以保证管腔通畅。

【并发症及处理】

1. 参阅临时导管颈内静脉置管术。

2. 由于长期导管有皮下隧道,其中的一些小血管破裂可以导致导管出口在插管后长时间渗血,此时可压迫隧道区止血。

3. 空气栓塞一旦发生,应立即让病人呈头低脚高及左侧卧位,并做好机械通气的准备,必要时请外科处理。

第6章 自体动静脉内瘘成形术

动静脉内瘘是尿毒症维持性血液透析患者最常用的血管通路,长期血液透析患者首选自体动静脉内瘘(AVF),大量研究表明自体内瘘优于移植血管搭桥和中心静脉插管。自体动静脉内瘘成形术就是通过外科手术将患者的外周动脉和浅表静脉吻合,将动脉血液引至体表静脉,方便于建立血液透析时的体外循环,并且能够达到血液透析所需要的血流量。国内的血管通路建立涉及多个学科,不同的医院由不同的科室开展血管内瘘手术。

【适应证】

除急性血液透析外,所有需要维持性血液透析的患者都适合制作 AVF,但需要根据病人的病情掌握好手术时机,并根据病人血管的具体状况选择合适的部位。

1. 新的原始内瘘在穿刺使用前有一段成熟期,最好在病人透析前 3～4 个月制作内瘘。

2. 患者内生肌酐清除率(Ccr)<25ml/min,血清肌酐(Scr)>4mg/dl 时,可考虑提前制作内瘘。

3. 对于老年患者(特别是女性和消瘦的老年患者)、糖尿病、系统性红斑狼疮、伴有慢性肝衰竭或其他慢性多脏器衰竭的患者,应提前制作内瘘。

【绝对禁忌证】

1. 同侧锁骨下静脉严重狭窄和(或)明显血栓。

2. 乳腺癌根治术等影响内瘘侧肢体静脉和淋巴回流者。

3. 患者前臂 Allen 试验阳性(表示掌动脉弓缺如),禁止采用前臂内瘘端端吻合。

【相对禁忌证】

1. 晚期肿瘤等存活期有限的患者。

2. 同侧锁骨下静脉安装心脏起搏器导管。

3. 低血压或严重高血压未控制者。

4. 心力衰竭未控制者。

5. 手术局部皮肤炎症;或患者有系统性感染。

6. 近端静脉过细或中心静脉狭窄。

【术前评估】

1. 患者的血管选择评估　制作血管内瘘,患者的动静脉应该有足够的直径和长度,以便内瘘可以充分扩张和提供足够的血管供穿刺使用,如动脉或静脉太细,吻合血管不易成功,或内瘘不能成熟、功能不全无法使用。有经验的医师通过物理检查可以初步判断血管吻合的可行性,病情需要者可采用超声检查,以便帮助确定血管的选择。

(1)静脉检查评估:①制作自体内瘘的静脉腔直径≥2.5mm;②用于血管搭桥内瘘的静脉腔直径≥3mm;③静脉近心段通路没有节段性狭窄或梗阻;④上肢深静脉系统通畅;⑤没有同侧中心静脉狭窄或梗阻。

(2)动脉检查评估:①两上肢的动脉压差不得超过 20mmHg;②动脉腔直径≥2.0mm;③有掌动脉弓(前臂内瘘做端端吻合时)。

2. 自体动静脉内瘘制作优先次序选择　先非惯用手后惯用手,先远端后近端,先易后难,先上肢后下肢。自体内瘘先于人造血管搭桥内瘘和长期皮下埋置涤纶套导管。

3. 手术部位和吻合血管选择(表 6-1)

表 6-1　内瘘部位与相关血管选择

吻合部位	吻合血管
1. 腕部	桡动脉—头静脉内瘘(Brescia 内瘘)
	尺动脉—贵要静脉内瘘
2. 鼻咽窝	桡动脉—头静脉内瘘
3. 前臂上部	桡动脉近端—头静脉
	桡动脉—贵要静脉
4. 上臂内瘘	肱动脉—头静脉或贵要静脉
	肱动脉—肘正中静脉
	桡动脉—移位贵要静脉
5. 下肢自体内瘘	足背动脉—大隐静脉
	胫后动脉—小隐静脉
	股动脉分支—大隐静脉分支
	腘动脉—大隐静脉足背动脉—大隐静脉
	胫后动脉—小隐静脉
	股动脉分支—大隐静脉分支
	腘动脉—大隐静脉

(1)前臂腕部:前臂腕部是制作血管内瘘的最佳部位。由于动脉和静脉距离比较近,易于吻合;头静脉表浅,位于手背和前臂桡侧,在前臂皮下血管较长且直,血管口径与桡动脉相仿,在透析时有足够的血流量。

(2)鼻咽窝:优点是头静脉有足够的长度且与桡动脉距离最近,不利之处为该处血管口径较细使手术难度增大,瘘管成熟后部分患者手背部可能出现明显静脉曲张影响美观。

(3)尺动脉与贵要静脉内瘘:亦是前臂内瘘的另一种方式,这在病人有头静脉血栓等并发症不宜选择时可以考虑,但如桡动脉、头静脉内瘘端端手术失败后不宜实施,此时易发生手部缺血,该内瘘在透析时因穿刺体位的不适使病人不易接受。

(4)下肢内瘘制作成功率低,很少采用。

【手术要点】

1. 桡动脉头静脉内瘘　因其有足够的血管穿刺长度和并发症较少是建立动静脉内瘘的首选部位,最早的动静脉内瘘为近腕部的动静脉侧侧吻合(Brecia 标准内瘘),后来演变为静脉端和动脉侧的吻合,端端吻合在技术上较为容易,但对于有外周动脉病变和长期血透患者,有远端手部缺血风险;(静脉端-动脉侧)端侧吻合不容易发生手部静脉高压。

头静脉、桡动脉端侧吻合的技术要点:

(1)手术在局麻下进行,采用 1% 利多卡因或普鲁卡因局麻,亦可实行臂丛麻醉,对儿童及不合作者更应充分麻醉。

(2)切口选择尽量使静脉有足够的长度以便穿刺,充分游离头静脉长度大于2cm,结扎静脉分支,避免神经损伤。

(3)桡动脉位于前臂屈肌肌群中,在深筋膜纤维鞘下,循动脉脉搏分离桡动脉1～2cm 并结扎分支。

(4)根据头静脉的长度和直径大小,决定切开动脉壁的口径,动、静脉中应用肝素生理盐水充满,吻合血管采用 7-0 无创血管缝合丝线,端端吻合时采用间断缝合,端侧和侧侧吻合时,下壁一般采用连续缝合,上壁可采用间断缝合,尽量保持血管壁外翻和全层缝合;个别病人的端侧吻合桡动脉和头静脉间距离过远,这时吻合口易使血管形成一定张力或成角。放松血管夹时吻合口应有搏动及颤动,如仅有搏动应考虑缝合有不当之处,除外低血压、流出道狭窄等因素外应考虑重新缝合吻合口。

2. 上臂内瘘　是前臂内瘘失败或长期使用闭塞后的主要选择,在糖尿病、肥胖以及儿童患者,上臂内瘘通常作为首选的手术部位。在进行上臂动静脉内瘘前,仍然需要进行常规检查,以确定血管走行、血管直径、有无狭窄及闭塞。对于血管较为表浅者,临床检查即可确定,对于较为肥胖或血管从皮肤外观不十分清楚以及有同侧锁骨下静脉插管史者,应进行血管影像学检查排除近端静脉狭窄或闭塞。否则可能导致上臂动静脉内瘘失败,或者上臂严重肿胀、疼痛等。

(1)选择血管:上臂动静脉内瘘是采用肘部以上血管行动静脉吻合,动脉多采用近肘关节处肱动脉主干或其较大分支,静脉常采用头静脉、肘关节处静脉交通支和贵要静脉等,通常采用肱动脉和头静脉或肘正中静脉或贵要静脉(移位)吻合。静脉血管直径应不小于 3mm,并且全长均应通畅。过于肥胖者,由于静脉位置较深,穿刺困难,已不适宜手术。

(2)切口:皮肤切口选择在肘窝上方。在肱二头肌肌间沟下方,肱动脉最表浅部位、贴近动脉处。动脉必须采用侧切口,静脉可以采用端或侧切口与动脉吻合;对于反复多次造瘘,剩余血管非常宝贵,尽可能不要结扎或切断远端可供穿刺的静脉,通过正中静脉和肱动脉侧侧吻合可以使肘窝部近心端和远心端连接的头静脉段都可以充盈,延长瘘管使用时限。

(3)静脉转位:如果没有合适的头静脉,可以采用贵要静脉转位后与肱动脉进行内瘘吻合。贵要静脉位于上臂内侧并被深筋膜所覆盖,血液透析时穿刺困难较大,既不利于工作人员穿刺也不便于患者活动。手术方法:通常需要臂丛麻醉或静脉麻醉,手术切口位于上臂内侧,常需从腋窝沿贵要静脉血管走行到肘关节横纹甚至以下部位,以充分暴露整条贵要静脉,仔细分离贵要静脉,并结扎其分支,注意不要损伤中部的神经皮支(其与贵要静脉走行相近),当分离足够长度的贵要静脉后,从远端结扎。用特制的金属扩张器于前臂皮下做弧形隧道,将贵要静脉由皮下隧道送出,并与肱动脉主干行端侧吻合术,方法同前,创伤较大。

(4)该手术注意事项:①手术方法难度较大,需要做好充分的术前准备;②术中尤甚注意仔细结扎所有的血管分支,以防术后皮下出血、血肿,由于该内瘘流量较大,发生窃血综合征的机会也升高,术中应经常触摸桡动脉搏动,以观察其变化情况,以及早发现窃血综合征并进行纠正;③行血管吻合的动脉切口应小于血管直径,并且不要超过 7mm,这样对防止窃血综合征的发生,有一定的作用;④所做的皮下隧道的位置应远离切口几厘米,以便防止伤口愈合后的瘢痕影响血管穿刺,同时应注意转位血管的置放适当,特别注意不要有张力或扭曲。对于皮下隧道的制作亦有一定要求,深度适中,既不可过深亦不能过于表浅,前者不利于透析穿刺,后者则常常会皮下出血。

【内瘘的成熟与穿刺】

术后 4～6 周后,经过血流的冲击静脉血管已动脉化,静脉管腔扩张、管壁增厚,而新的 AVF 何时进行穿刺需加以正确判断,当内瘘不够成熟,穿刺使用时易发生出血、血肿和感染等并发症,一般穿刺时间应在术后 4～6 周,达到下列条件是理想内瘘成熟的标志。

1. 内瘘血流量＞600ml/min。

2. 皮下可见静脉血管直径＞6mm。

3. 血管处在皮下深度＜6mm。

4. 可供穿刺血管 60mm 以上,血管边界清晰可见。

【手术后的早期并发症与处理】

1. 出血和血肿　伤口出血和血肿易发生在术后 24h 内,常发生在麻醉穿刺点及手术切口处,尿毒症患者本身凝血功能减退,多见于患者血小板减少或肝素使用过多,也可以由手术操作所致。血肿可以压迫内瘘导致闭塞,及时止血清除血肿可以保证内瘘不失败,急诊处理应对出血部位进行压迫,伤口渗血严重者需要打开切口止血,仔细检查皮下组织和内瘘口出血点,如发现内瘘吻合口漏血需要重新修补吻合口。

2. 肿胀手综合征　由于回流静脉被阻断或者动脉血流压力的影响,造成肢体远端静脉回流障碍所致。如果血管吻合后静脉流出道梗阻,动脉血流通过侧支循环流经手部静脉或尺侧静脉(贵要静脉)或深静脉,严重影响手部静脉的回流,可出现较严重肿胀手。早期可以通过抬高术侧肢体、握拳增加回流,减轻水肿,较长时间或严重的肿胀必须结扎内瘘,更换部位,重新制作内瘘。

3. 血栓形成　通常原因是局部组织肿胀压迫、吻合口或静脉回流段狭窄、吻合血管成角、血管张力过大、血管内膜吻合不佳、低血压、患者高凝状态等。早期发现内瘘血栓形成,应认真查找血栓的原因,多在内瘘血栓部位重新手术,清除血管内血栓,再吻合瘘口恢复原来的动静脉内瘘。

4. 感染　血管手术应严格无菌操作,必要时术后应用抗生素,尤其在糖尿病等易感病人更是如此。早期轻度内瘘局部皮肤感染,需静脉使用抗生素,一般选择广谱或抗革兰阳性球菌为主的抗生素,并密切观察伤口情况,严重伤口感染可导致内瘘破裂和大出血。动静脉内瘘血管发生感染时应将血管结扎,重新选择其他部位制作内瘘,如果内瘘感染通过抗菌治疗有效,疗程需要 2 周以上。

5. 窃血综合征　全身性动脉硬化及糖尿病者易发生,术后病人常感手部发冷或无力,较重者感手部疼痛及麻木,检查时发现手背水肿或发绀。当术前存在动脉损伤时也易发生窃血综合征;轻度的窃血在术后 1 个月左右可自行改善,较重者应重新手术以减少瘘口血流量,桡动脉、头静脉吻合口发生窃血的概率较低。

6. 心衰　吻合口大的内瘘,特别是上臂内瘘手术,血压高或基础心功能不良患者可能发生心衰。上臂内瘘和大腿部位内瘘由于血流量大,较易引起心衰,前臂内瘘发生心衰比较少见。一旦发生,必须积极处理基础疾病,并可采用内瘘包扎压迫,必要时采取外科手术缩小瘘口。反复严重心衰而且经过药物和积极超滤治疗不能改善时,必须闭合内瘘,改用长期导管或腹透。

第7章　移植血管搭桥造瘘术

移植血管包括人造血管和生物性血管,人造血管是化学材料合成制作的非生物血管,主要有膨体聚四氟乙烯(E-PTFE)和聚醚-氨基甲酸酯(PEU)。可以分为普通型、管壁增强型、内壁涂炭型;人造血管具有生物相容性好、血流量大、口径和长度可任选等优点,缺点是价格昂贵、手术难度高及术后易发生血清性水肿,相对于自体内瘘血栓和感染发生率高。生物性血管包括自体大隐静脉、同种异体血管如活体或人尸大隐静脉、人尸股动脉、髂动脉、肱动脉和胎盘脐静脉等。同种异体血管需要经过物理和化学的特殊去抗原处理。生物性血管也存在血栓和狭窄发生率高等缺点。

【适应证】

无血管条件制作自体血管内瘘的患者。

【禁忌证】

1. 同自体内瘘。

2. 既往对生物材料或合成材料不耐受的患者。

【手术部位和血管选择】

理论上讲,比较接近的两根动静脉血管,通过人造血管搭桥可以吻合成为动静脉内瘘,只要口径适合,静脉回流没有障碍,都是可以采用的。

1. 首选非惯用侧上肢前臂,其次为惯用侧上肢前臂、非惯用侧上肢上臂、惯用侧上肢上臂、下肢大腿,最后选特殊部位。

2. 吻合的配对动静脉

(1)肱动脉与头静脉或贵要静脉、正中静脉、肱静脉(前臂襻式)最为常用,成功率高,并发症少,使用方便。

(2)桡动脉根部与贵要静脉或正中静脉、头静脉(前臂襻式)。

(3)前臂桡动脉与头静脉或贵要静脉、正中静脉(直桥式移植)成功率低,选择比较少。

(4)上臂肱动脉与贵要静脉或头静脉、肱静脉、腋静脉(上臂襻式)。

（5）下肢大腿股浅动脉根部与大隐静脉根部或股静脉（襻式）。

（6）特殊部位如移植血管通过胸壁皮下隧道在锁骨下动脉与对侧锁骨下静脉、腋动脉与髂静脉、股动脉与腋静脉等配对血管之间直桥式搭桥等。

【手术方法与步骤】

1. 麻醉选择　根据手术部位可选用臂丛阻滞麻醉、局部浸润麻醉、腰麻（下肢手术）和全麻等。前臂和上臂移植血管内瘘可以采用局部麻醉。

2. 切口设计　根据血管移植术式和拟做吻合的动静脉位置选择皮肤切口，通常可做一个或多个，切口形状和长度则应根据动静脉的走行、皮下隧道的位置及形状来选择。跨肘窝部位的移植血管搭桥内瘘必须考虑弯曲肘部对血管的影响。

3. 游离血管　钝性分离皮下组织，分别暴露和游离一段长 2～3cm 拟吻合的动脉和静脉。分离血管操作应轻柔、仔细，不要过度牵拉，以防止血管痉挛，切勿损伤血管内膜及血管周围的神经，尽量避免不必要的组织损伤，结扎并切断血管吻合口附近的小血管分支。

4. 移植血管的处理　根据条件选择人造血管和生物血管，人造移植血管由包装袋中取出即可直接使用，生物血管使用前需用生理盐水冲洗。人造血管可以不用肝素盐水灌洗，以便减少血流贯通后的血清渗出。也可以用肝素盐水灌洗，以便预防和减少手术后的移植血管快速血栓形成。

5. 皮下隧道　用皮下隧道器做襻式（U 形）或直桥式（J 形）皮下隧道，深浅要适中，过深不易穿刺，过浅可发生感染和局部皮肤坏死，移植血管穿过隧道时应避免扭曲、成角和受压。

6. 冲洗血管腔　将游离好的动、静脉用血管夹分别阻断其血流，如为端侧吻合在血管壁上做一纵向切口，长度与移植血管直径相当，端端吻合（仅限于桡动脉远端）则将拟吻合血管远端结扎切断，以 0.2% 肝素盐水反复冲洗动静脉管腔，起到清除残留血液和血凝块、扩张血管及保持血管组织湿润等作用。

7. 吻合血管　移植血管与自体动、静脉做端侧吻合时，可将移植血管剪成斜面，移植血管的纵轴与吻合血管的纵轴形成的角度尽可能小，以便减少血流阻力，减少静脉端吻合口的内膜增生。长斜面吻合还可以增加吻合口长度防止其狭窄，吻合血管可选用 5-0～6-0 双针无损伤缝线，血管缝合方式①单纯间断缝合法：该法简单、止血充分、不易造成吻合口狭窄，多用于血管的端端吻合，也可用于端侧吻合。②单纯连续缝合法：其优点是缝合速度快、吻合口漏血少、可预防吻合口扩张、血流量较恒定，适合血管吻合口直径在 5mm 以上的血管吻合。

8. 开放血流　一般先开放动脉端，待移植血管内空气由静脉端吻合口针眼排尽后再开放静脉血流，对吻合口漏血和针眼渗血可先用干纱布或热盐水纱布压迫数分钟，通常可以止血，如有喷射状出血或经压迫止血无效时再做必要的修补，在吻合口附近触及明显的血管震颤,证实血流通畅后间断缝合皮下组织和皮肤,对于皮下组织较多的患者应先间断缝合皮下组织,缝合皮肤不宜过紧,以免压迫血管。

9. 术后处理　手术后常规静脉使用抗生素 7～10d,术后常规口服双嘧达莫(潘生丁)或肠溶阿司匹林抗凝治疗,也可使用肝素或低分子肝素 5 000U 静脉滴注或皮下注射,如有高凝状态,抗凝治疗可延续至 1～2 个月。抬高术侧肢体,避免压迫,一般 4～6 周在血清性水肿消退后开始穿刺使用。

【常见并发症及处理】

1. 血栓形成　一般认为术后 1 个月内发生的血栓,称早期血栓形成,术后 1 个月以上或开始穿刺使用做常规透析后出现的血栓,称晚期血栓形成。

(1)早期血栓形成的常见原因:①吻合口狭窄,尤其是静脉端吻合口狭窄;②移植血管皮下隧道内扭曲、成角;③术中血管内膜损伤;④术后移植血管周围血肿形成或血清性水肿压迫;⑤解剖因素,如所选自身血管直径过小;⑥吻合血管内膜外翻不足;⑦高凝状态;⑧各种原因低血压造成的低血流量状态;⑨血管内膜病变;⑩术后静脉使用止血药等。

(2)处理:基本原则同自体内瘘。如果需要手术切开取栓,通常在原手术切口打开血管,由于移植血管血栓很长,通常采用 Fogarty 导管将血栓取出,用肝素生理盐水冲洗干净后间断缝合血管切口,开放血流。

2. 感染　据文献报道其发生率为 5%～20%,常可导致 GAVF 功能丧失,还可引起菌血症、脓毒血症和细菌性心内膜炎等严重后果而危及生命。早期大多数是切口部位感染,尤其重复取栓手术后更容易感染,也可以出现隧道血管感染。处理局部表浅的皮肤感染或移植血管周围轻度感染可局部用药和静脉使用抗生素治疗,必要时摘除移植血管。选择合适的移植材料,以上肢为手术部位,术中和术后应用有效抗生素均能起到积极的预防作用。

3. 血清性水肿　主要发生于人造血管移植,襻式(U 形)移植的发生率可高达90%以上,表现为移植血管周围弥漫性肿胀,血清性水肿多在术后 1～3d 开始出现,持续 3～6 周常可自行消退,随着人造血管制造技术的改进和质量的不断提高,血清性水肿持续时间逐渐缩短。一般无需特殊处理,在术后尽量抬高术侧肢体,对消肿较慢的患者,可采用红外线灯照射,每天 2～3 次,每次 20～30min。术后 1 周内血透肝素化可加重血清性水肿,此时透析应尽量采用无肝素或低分子肝素透析。

4. 充血性心力衰竭　对于患有冠心病、心律失常、顽固性高血压、器质性心脏病及高龄患者则有发生的可能,多发生于高位 GAVF,如上臂肱动脉与腋静脉或贵要静脉间的襻形血管移植,血管吻合口距离心脏较近,使回心血流量增加,加重了心脏负担。对这类患者在制作 GAVF 时应尽量远离心脏,如已发生可做缩小吻合口术和 GAVF 结扎术。

5. **窃血综合征**　上臂分流过大偶有发生,一旦发现术侧肢体远端发绀、皮温降低等严重缺血表现,应尽快结扎或摘除 GAVF。

6. **肿胀手综合征**　由于静脉回流不足,而动脉吻合口较大,或者患者血压高造成瘘口血液分流比较大,可导致肿胀手综合征,重点检查中心静脉和上臂汇流静脉有无狭窄。血清性水肿也是肿胀手的原因之一。主要是预防该并发症发生,抬高肢体、加强前臂活动可以减轻症状,必要时采用 DSA 检查和治疗。

【注意事项】

1. **穿刺角度**　由于人造血管口径比较粗大,管壁比较硬,进针角度应该适当增大;一般认为穿刺针在穿刺时针的斜面朝上,进入血管后将斜面旋转 180°,朝向血管腔内。

2. **压迫止血的特点**

(1)部位:应该是垂直于血管进针点的皮下瓣膜上,而不是皮肤的进针点。由于移植血管穿刺角度、深度和穿刺针长度的影响,血管进针点和皮肤出口间相距最大可达 1.5cm,故可行的办法是将这 2 个进针点及穿刺隧道用同一纱布压迫。

(2)压迫止血的力度:过分压迫会引起血栓形成,尤其在一条移植血管上有 2 个穿刺部位同时压迫止血时更加容易发生,要小心预防。

3. **特别强调无菌操作**　由于人造血管是一种异物埋于皮下组织,穿刺过程污染可能导致人造血管感染,人造血管感染的严重后果见前述,因此特别强调穿刺部位皮肤消毒、穿刺针避免污染、穿刺口无菌纱布压迫等。

第8章 血管通路远期并发症的处理及其功能监测和评估

血管通路是长期血液透析患者的生命线,定期监测和评估其功能,预防并及时处理血管通路远期并发症,将有着重要的临床意义。长期血液透析血管通路包括长期经皮下隧道留置带涤纶套导管和血管内瘘通路。

一、血管通路远期并发症及处理

【长期经皮下隧道留置带涤纶套导管的临床远期并发症及处理】

1. **导管相关性感染** 为最常见的并发症,一般分为导管出口部感染、隧道感染和导管相关性菌血症(或败血症)。

导管出口局部感染时,导管口周围皮肤呈红、肿、热,并有脓性分泌物溢出,没有全身表现,血培养阴性,应予局部定时消毒,更换敷料,或口服抗生素治疗,感染经上述处理后一般即可消退;隧道感染时,隧道表面皮肤亦呈红、肿、热,皮下隧道肿胀,出现疼痛,出口处可见脓性分泌物,除了局部处理措施,应静脉给予抗生素治疗。在分泌物培养结果未出来前,可选用抗葡萄球菌及链球菌的抗生素,培养结果出来后再酌情调整,临床上必须使用有效抗生素治疗2周。部分患者经过上述措施处理可以控制感染,导管得以保留,如果以上治疗无效,应当拔除导管,拔管后继续使用敏感性抗生素1周。

当血透开始半小时左右出现畏寒、寒战,并随之发热时,在排除其他感染灶的前提下,应首先考虑导管相关性菌血症的可能,立即行血培养、血常规检查,并通过静脉或在导管内使用抗生素,根据细菌或真菌培养结果作进一步调整,一般治疗至少需维持2~3周。如果患者有全身症状且持续时间超过36h,应当拔除导管;对于临床状态不稳定的患者也应当拔除导管,并将留置导管前端剪下做细菌培养,合理应用敏感的抗生素。抗生素疗程完成后,血培养阴性至少48h后才考虑新的长期导管的置入。

2. **血栓形成** 留置导管因使用时间长、患者的高凝状态、抗凝剂用量不足或管路受压扭曲等原因易引起留置导管血栓形成。血栓常见部位①管腔内血栓：可使管腔内部分或完全闭塞。②导管头部的血栓：易将动脉支尖端的导管侧孔阻塞或形成"球瓣"。③纤维蛋白鞘：纤维蛋白黏附在导管的外面，血栓在鞘和导管尖端之间形成。④中心静脉附壁血栓：长期导管留置体内对中心静脉血管内膜造成损伤，容易形成导管接触部位的附壁血栓，严重者能造成中心静脉狭窄或闭塞。

血栓或纤维蛋白鞘采用大剂量的溶栓疗法。采用尿激酶溶栓法，可使90%～95%的血栓得以溶解。NKF-DOQI的尿激酶溶栓方案如下：抽吸堵塞的导管腔，尽量去除导管内肝素后，用3ml或其他小型注射器缓慢把尿激酶(1ml或足够充盈导管腔的量)注入堵塞的导管腔(5 000U/ml)，如果需要的话，用生理盐水充填导管腔的剩余部分(比如导管腔1.3ml，尿激酶1.0ml，盐水0.3ml)，每隔10min，追加注入生理盐水0.3ml，共2次，使尿激酶到达导管远端，然后抽吸导管，可回抽出被溶解的纤维蛋白或血凝块，若一次无效，可重复进行；透析间期，可用25万U尿激酶加生理盐水250ml静脉滴注进行溶栓。

如果尿激酶治疗失败，应当对导管进行造影检查。根据检查所见选择合适的治疗措施：①如果有纤维蛋白鞘形成，可以使用勒除器进行纤维蛋白鞘剥离；②如果有纤维蛋白鞘形成和导管内血栓形成，可以进行导管内尿激酶灌注6h(每小时2万U)；③ 如果治疗后仍然有残存血栓，可以进行血栓取出术。

3. 中心静脉狭窄　长期插管可能导致中心静脉狭窄，锁骨下静脉插管更容易发生。明显的静脉狭窄可能影响在同侧建立血管通路。因此，应当避免给慢性肾衰竭患者锁骨下插管。早期发现和治疗中心静脉狭窄有助于减少血栓形成机会，并保护肢体静脉以备建立血管通路。治疗中心静脉狭窄的最佳措施是经皮血管成形术(PTA)。如果经皮血管成形术后3个月内发生有弹性的中心静脉再狭窄，应当使用支架联合PTA治疗。

【自体动静脉内瘘常见远期并发症与处理】

1. 血栓　常与内瘘使用不当，如反复定点式穿刺、拔针后压迫止血用力过大、加压包扎过紧及时间过长有关；当吻合口周围狭窄或合并高凝状态以及透析脱水过量、大出血等引起的低血压状态等均可导致血栓形成，是内瘘失败的常见原因，且常发生在血管狭窄处。临床上应首先针对血栓形成原因进行预防，以避免发生血栓。血栓形成1周内可采用尿激酶等局部血管内注射进行药物溶栓，如尿激酶20万～30万U，隔日1次，可注射2～3次，但有再次栓塞的可能。侵入性的血管内溶栓术已被越来越多的医生采用，即在X线下将导管插入血栓部位灌注溶栓剂。此外，血栓形成后也可常规给予取栓术等方法治疗，瘘管血栓通过取栓治疗后能实现再通，成功率可达90%以上，虽然血栓形成1周后瘘管血流仍可以重建,但还是提倡尽可能在血栓尚未机化前行取栓术。目前常用取栓术方法包括①Fogarty 导管取栓术:血栓部位经 B 超或血管造影确定后,在接近该处的血管上做一横切口,必要时可做 2～3 个切口,气压止血带阻断近心端血管。选择 7F～8F 的 Forgaty 导管由切口插入,其深度应超过血栓部位,拔除内芯,充足气囊将血栓拉出,先取静脉段,后取动脉段,可反复多次直到血栓被完全清除为止,并用 0.02% 肝素盐水反复冲洗管腔,间断缝合血管切口,开放血流。②手术切开取栓术:通常在血栓部位明确或导管法失败时使用。在血栓部位切口皮肤,分离并游离移植血管,阻断近心端血流,在血管上做 1 个小切口,用取栓钳将血栓取出,用肝素盐水冲洗后间断缝合切口,开放血流。国外有报道采用血管镜取栓和血栓旋切器取栓。

血栓的部位及血管类型与预后相关,当桡动脉、头静脉血管吻合或肱动脉、头静脉吻合瘘口形成血栓时,在血栓部位可行再次吻合手术恢复原来的动静脉内瘘;而吻合瘘口近端和血管中心部位发生狭窄伴血栓形成时,首选血管腔内成形术,放置支架可以减少早期狭窄的复发率。如果瘘管的动脉及静脉都存在血栓,可将手术改为端侧吻合术。

2. 感染 尽管内瘘感染较少见,但由于长期透析病人常伴有免疫功能缺陷,所以一旦发生瘘管感染所带来后果严重,可能是致死性的。治疗应在病原微生物监测的基础上进行,化脓性感染的伤口应行清创,尽量引流脓液,用生理盐水及抗生素冲洗伤口。极少数情况下瘘管感染需要立即给予外科手术,切除的瘘管可以用自体静脉移植吻合,也可以在缺损部位的近端进行再次吻合。内瘘感染常发生于穿刺部位,感染部位应禁止穿刺,手臂制动。所有瘘管感染必须使用抗生素,初始经验治疗推荐采用广谱的万古霉素联合应用一种头孢类或青霉素类药物,并根据药敏结果调整抗生素的应用。初次自体内瘘感染治疗时间至少 6 周,与亚急性细菌性心内膜炎的抗感染治疗相同。

3. 血管狭窄 血管狭窄易发生在瘘口,与手术操作不当或局部纤维增生有关。自体动静脉内瘘狭窄的主要生理学变化是血流量下降,导致透析效率降低,血流量减少也增加了通路血栓形成的危险。狭窄部位常见于流出道中心,如静脉分支处、压力点和静脉瓣。

血管狭窄的程度应该通过测定狭窄部位血管腔直径与远端及近端未狭窄血管腔直径的百分比来计算,但当瘘管不规则时,或动脉瘤形成以及静脉汇合部位的狭窄采用此方法计算较困难,可以通过测定狭窄部位收缩压或平均压下降程度来反映血管狭窄程度。运用多普勒超声检查有助于早期发现静脉狭窄。当证实存在狭窄时,如果内瘘的内径狭窄大于 50%,并且有下列临床和生理异常,应当进行PTA:①血管通路此前发生过血栓;②透析时,静脉压力明显升高;③体格检查异常(内瘘震颤或血管杂音减弱);④无法解释的透析效率降低;⑤血管通路血流量下降。术后应当常规监测治疗效果:术后残余狭窄不超过30%且无生理指征的狭窄;6个月时50%的通路可以继续使用。

如果患者3个月内需要进行2次以上PTA,在病情许可的情况下,建议用聚四氟乙烯(PTFE)人造血管再造内瘘。外科手术后1年50%的血管可维持其功能,即达到有效治疗目标。在PTA失败而又不能行外科手术时才选用放置支架来重建内瘘功能。

4. 血管瘤　如果血管比较表浅或者穿刺方法不当,尤其上臂动静脉内瘘血流量较大时,在瘘口及穿刺部位易形成血管瘤、静脉瘤样扩张或假性动脉瘤。

动脉瘤的临床形成过程较缓慢,一般不用外科治疗,但如动脉瘤进行性增大,损害表面皮肤,有引起破裂出血,甚至危及生命的时候,应予以积极治疗。治疗方法如下:①禁止在任何类型的动脉瘤上穿刺,其表面较薄弱易于发生破溃及感染。②可以切除血管瘤,重新吻合血管,重建内瘘,也可用PTFE血管做旁路搭桥手术。血管成形术可作为第二选择,避免在瘘管穿刺部位放支架。③静脉流出道的动脉瘤并非穿刺所致,主要是由于解剖因素(如静脉交叉、静脉瓣膜基底环坚硬及曾行插管、静脉切开等带来的静脉损伤)引起的静脉狭窄,进而形成狭窄前动脉瘤。此类动脉瘤,在瘘管压力高、流量大时更加容易发生,治疗应采用血管成形术,PTA同时可以在流出道中心静脉放置支架。复发者应给予手术治疗。

5. 心衰　吻合口径大或近心部位的内瘘,在合并贫血、高血压及其他器质性心脏病或慢性心功能不全等基础疾病时,容易发生心衰。一个成熟的内瘘血流量可达400~2 000ml/min,上臂内瘘和大腿部位内瘘由于血流量较大,回心血量增加,更易引起心衰。一般上臂动静脉内瘘吻合口直径应限制在7mm以下,同时应积极治疗基础疾病。前臂内瘘发生心衰比较少见,一旦发生,可采用内瘘包扎压迫,必要时采取外科手术缩小瘘口。反复心衰者必须闭合内瘘,改用长期留置导管或腹透的方式治疗。

6. 肿胀手综合征　由于回流静脉被阻断或者动脉血流压力的影响,造成肢体远端静脉回流障碍所致。如果血管吻合后静脉流出道梗阻,动脉血流通过侧支循环流经手部静脉或尺侧静脉(贵要静脉)或深静脉,严重影响手部静脉的回流,可出现较严重的肿胀手。早期可以通过抬高术侧肢体、握拳增加回流,减轻水肿,较长时间或严重的肿胀必须结扎内瘘,更换部位重新制作内瘘。

7. 窃血综合征　侧侧吻合或者端侧吻合特别是伴糖尿病或其他疾病引起的血管结构异常或动脉粥样硬化的病人,易于发生血管通路相关性的窃血综合征,导致肢体末端缺血在手术后数小时到数月出现。轻度缺血时患者感觉肢体发凉,测量相应部位皮肤温度下降,可随时间推移逐渐好转,一般对症治疗即可,比如冬天戴手套等,并加强监护,以便早期发现亚临床神经病变和肌肉萎缩等问题。如果经上述治疗不见好转,病人感到手部疼痛及麻木,检查时发现手背水肿或发绀,部分出现手指末端的坏死等病变加重表现,则应当进行外科处理。治疗方式与窃血综合征发生的原因有关,动脉吻合口近心端的狭窄应给予血管成形术,但进展性全身动脉钙化的病人除外。高流量引起的窃血综合征需要减少瘘管的流量,传统的吻合口后静脉段绑结法并不理想,减小吻合口直径或在远端重新吻合对减少血流量可能更为有效。

【移植动静脉内瘘远期并发症及处理】

1. 血栓形成　最常见的并发症。自身血管条件较差、吻合口内膜增生、缝合不当、手术对位不良、同一部位反复穿刺、穿刺后压迫不当、移植血管内瘘流出道狭窄等均易致血栓形成,可采用药物溶栓和取栓术,具体方法同上文。此外还可采用间插式血管移植术,即切除血管栓塞段,采用相应长度的移植血管搭桥。吻合口狭窄时可做跨越式血管移植、移植物补片术,以挽救整条移植血管。

2. 感染　多与穿刺污染、移植部位、移植血管材料的选择有关,常可导致移植物动静脉内瘘(GAVF)功能丧失,还可引起菌血症、败血症和细菌性心内膜炎等严重后果而危及生命。GAVF 的感染率比自体内瘘高,并且单一抗生素多无效,常常需要手术治疗。在治疗 GAVF 的感染时,必须对感染的控制程度和保持血管通路的完整性两者进行权衡。移植物瘘管表面感染时,首次使用抗生素要覆盖 G^+ 菌和 G^- 菌,后续治疗根据培养结果决定,切开引流可能有益;移植物瘘管深部感染需行手术探查和切除感染的移植物,并联合使用抗生素治疗,才能完全控制感染。正确穿刺,严格消毒,无菌操作,能起到积极预防感染的作用。

3. 移植物变性和血管瘤形成　移植内瘘处的反复穿刺,会导致移植物的变性,并进而向血管通路的皮下组织进展,有时会导致皮肤窦道的形成。这些病理变化最终导致的临床结果就是:拔针时止血困难;穿刺部位自发性出血;严重出血;移植物破裂。移植物变性常并发血管瘤,包括真性和假性动脉瘤,动脉瘤较小时,可使用弹力绷带保护,禁止在该部位穿刺。随着动脉瘤的增大,皮肤逐渐变薄,进而加重了皮肤的坏死,增加了移植物破裂的危险性。由于穿刺针不能在动脉瘤处穿刺,使得可穿刺范围大大减少。因此,严重的移植物变性和逐渐增大的动脉瘤必须积极治疗,降低急性破裂的危险性和保留可穿刺部位。

动脉瘤的有效治疗手段就是手术切除和局部移植。如果不切除,动脉瘤会长大、破裂,进而导致严重的失血。动脉瘤超过移植物直径的 2 倍或增长较快时,大大增加了破裂的危险性,必须施行手术切除。真性动脉瘤可将其切除做一个间插式血管移植,假性动脉瘤则将瘤体切除后做血管修补。有时候也选择在血管内放置支架。

4. **充血性心力衰竭**　多发生于高位 GAVF,如上臂肱动脉与腋静脉或贵要静脉间的襻式血管移植,血管吻合口距离心脏较近,使回心血流量增加,加重心脏负担。对患有冠心病、心律失常、顽固性高血压、器质性心脏病及高龄患者做 GAVF 时应尽量远离心脏,如已发生可做缩小吻合口术和 GAVF 结扎术。

5. **血流量不足**　常见原因为所选血管过细、术后充盈不佳、长期固定点穿刺而导致血管内膜增生和纤维化使 GAVF 狭窄。通常表现为内瘘血管杂音存在,血透中血流量低于 200ml/min,造成透析不充分影响透析质量,处理方法为切除狭窄段做间插式血管移植或进行狭窄段气囊扩张术。

6. **心内膜炎**　多继发于 GAVF 细菌感染,临床并不多见,一旦发生,除进行有效抗生素治疗外,应及时切除感染的 GAVF。

二、动静脉内瘘早期失功能的监测

【通路狭窄的临床评估】

1. **物理检查**　通过仔细观察瘘管外部情况、触诊震颤和听诊杂音判断瘘管功能,是全套方法中最简单、方便,也是很有价值的一种方法。尽管它不可能发现通路流量在 600~800ml/min 范围内的异常;但每 2~4 周进行周期性的物理检查能够发现通路狭窄、动脉瘤形成以及手臂渐进性水肿等异常。自体动静脉内瘘局部动脉瘤的形成、定点穿刺造成的静脉流出道狭窄也可以早期发现,并提醒护士改变穿刺方式;通路中出现局部硬结和疼痛大多数提示血栓早期形成或局部血栓性静脉炎;一般认为,移植血管内瘘触及震颤表明通路内流量>450ml/min,如果内瘘出现高调杂音,表明存在狭窄。肩周和前胸壁的侧支静脉显露提示中心静脉狭窄或同侧上臂内瘘分流过大。

经常性凝血(定义为每个月发作 1 次以上)、穿刺困难(通常是狭窄引起)、止血困难(发生在拔针后 20min 以内,常常是由于通路内压力过高所致)以及手臂持续肿胀,都提示通路狭窄的存在。这些现象和透析不充分的征象(URR 和 Kt/V 减少)一样,常是通路功能衰竭晚期表现。

2. **多普勒超声**　是一项无创伤性检查技术,可以使流经动静脉移植血管和瘘管的血液在屏幕上显像。不同的机器有不同的流量速率计算方法,因此不同机器都有不同的误差,可能对流量的估算过高或过低,导致得出的结果差异。使用多普勒测量流量也依赖于对流速和管径的精确测定,当通路中出现湍流时难以得出正确结果。在这种情况下,最好在肱动脉上测量流量,因为肱动脉管体平滑,血流相对平稳,出现湍流较少,所以其血流量与通路流量有良好的相关性。临床上多普勒超声报告的结果多为瘘管的血液流速,需通过公式计算为流量。此外多普勒超声可以测定瘘口的直径以便评估狭窄程度和动脉瘤特性,也可以观察瘘管有无侧支循环和瘘管内的附壁血栓,由于瘘口的血液涡流比较明显,超声测定内瘘直径可能出现判断误差增大。

3. 磁共振血管造影(MRA) 该技术测量通路流量非常准确,但因价格昂贵而无法常规应用。

4. 血管内超声 该技术处于研究阶段,主要应用于血管成形术后对形态学和成功程度的评估。

5. 数字减影血管造影术(DSA) 一般认为血管造影术(瘘管造影)是评估通路腔以及通路静脉系统狭窄的金标准。对瘘管造影术发现任何有临床意义的静脉狭窄应立即处理,包括行经皮腔内血管成形术。由于瘘管造影对流入动脉显影通常不是最佳,所以一些学者提出应用静脉内数字减影式血管造影术,它能够对流入动脉和远端静脉引流进行极好的显影。

6. 螺旋 CT 血管造影 国内已有采用 16 排/64 排螺旋 CT 血管造影成像,可以获得非常好的血管狭窄、动脉瘤诊断效果,对血栓形成也能显示。

7. CO_2 造影 对部分造影剂过敏者首选,不需要增加透析清除造影剂。但对血管狭窄程度的估计可能存在一些误差。

【通路内血流量测定】

NKF-K/ DOQI 建议每个月运用超声稀释法、电导稀释法、多普勒等技术测定通路内血流量,测定应当在透析开始后 1.5h 进行;同一次透析测定 3 个值,取平均值。如果通路内血流量<600ml/min,应当进行血管造影;如果血流量<1 000ml/min,并且每个月下降>25%,应当血管造影。超声稀释法是目前国际上最为流行和可靠的方法,依据加拿大实践指南在血流量<500ml/min 或比基线值下降 20%进行造影检查并行血管成形术,血流量监控发现初次狭窄和再次狭窄的敏感性分别为 71%和 67%。

内瘘狭窄或血栓手术后,透析血流量应该达到 250 ml/min 以上。可采用上述的方法定期观察、评估内瘘的重新使用情况,参见图 8-1。

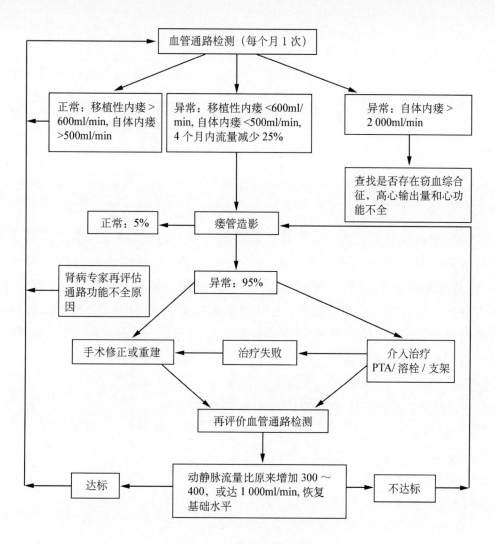

图 8-1　永久性内瘘评估步骤

第9章　单纯超滤

单纯超滤是利用对流原理,采用容量控制或压力控制,通过滤器的半透膜截留体液中细胞成分和蛋白质等分子量相对较高的物质,而分离水和电解质等小分子物质,将其清除体外的过程。单纯超滤治疗的目的是清除患者体内过多的水分。其特点是治疗过程中,无离子交换,无须给予置换液和透析液,患者体循环中晶体渗透压没有变化;而胶体渗透压随着水分的清除而升高,从而有利于组织间隙中的水分回流入血,病人耐受良好。

【适应证】

1. 内科治疗效果不佳的各种原因所致的严重水肿。

2. 充血性心力衰竭。

3. 急性肺水肿。

【绝对禁忌证】

1. 严重低血压。

2. 致命性的心律失常。

【相对禁忌证】

临床上有血栓栓塞疾病高度危险的患者。

【操作方法及程序】

1. 设备选择　可依据医疗单位实际情况,选择普通血液透析机、单纯超滤机或持续性床旁血滤机等。

2. 滤器选择　推荐选择高通量透析器和滤器,根据病人体表面积、水肿程度选择合适的透析器和滤器面积。

3. 血管通路　已经具有内瘘或中心静脉导管的血液透析患者可采用内瘘或中心静脉导管作为血管通路;无血管通路的患者建议采用中心静脉置管。

4. 抗凝药选择　对于临床上没有出血性疾病的发生和风险,可选择普通肝素作为抗凝药物;有出血倾向的患者推荐对血小板数量、血浆部分活化凝血酶原时间、凝血酶原时间、国际标准化比值(INR)、纤维蛋白原定量等凝血指标进行选择

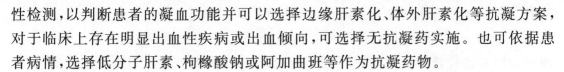

性检测,以判断患者的凝血功能并可以选择边缘肝素化、体外肝素化等抗凝方案,对于临床上存在明显出血性疾病或出血倾向,可选择无抗凝药实施。也可依据患者病情,选择低分子肝素、枸橼酸钠或阿加曲班等作为抗凝药物。

5. 操作程序

(1)正确无菌操作,按顺序依次安装管路,连接滤器。在连接管路和滤器时,应使滤器的滤出液出口在上端,以便于排出气体。

(2)连接预冲液,预冲液一般采用可静脉输入的袋装生理盐水 1 000ml,进行密闭式预冲,尽量避免使用瓶装生理盐水做预冲液,以减少开口。对于临床上有高凝倾向的患者,推荐使用肝素生理盐水浸泡管路和滤器 30min,肝素生理盐水配制为:一般生理盐水 500ml 中加入肝素 20mg,可依据实际临床情况相应调整;肝素生理盐水浸泡后,开始透析前应给予不少于 500ml 的生理盐水冲洗。

(3)打开血泵开关,开始预冲,血泵速度不宜过快,依次将动脉壶、肝素管、滤器、静脉壶等部位气体排净,确保整个管路充满液体,调节好动静脉壶液面在 2/3 处。预冲液体量按照不同滤器说明书要求。

(4)按照患者情况和治疗要求设置超滤量、超滤时间;一般超滤量不超过 3L。

(5)严格无菌操作,建立病人血管通路,给予抗凝药。抗凝药剂量选择①肝素:首剂量 0.3～1.0 mg/kg,追加剂量 0.1～0.5mg/(kg·h)。②低分子肝素:60～80U/kg(4 000～5 000U)单剂量静脉注射。需要注意的是,抗凝药的剂量应个体化,必须依据患者实际临床状况进行调整。

(6)调整血流量。血流速由 50ml/min 开始,根据病人病情变化,逐渐缓慢将血流速增加 150～200ml/min,可依据临床实际情况相应调整。

(7)监测单纯超滤过程中心率、血压等循环状态指标,有条件的单位推荐监测有效循环容量;并依据各项指标变化,调整超滤率。

(8)监测单纯超滤过程中动脉压、静脉压、跨膜压以及滤器的凝血状况,有条件单位推荐监测凝血指标,相应调整抗凝药用量;必要时生理盐水 100ml 冲洗滤器。

(9)完成目标超滤量后,进入回血程序,血泵速度不宜过快,一般不超过 80～100ml/min,生理盐水冲洗后下机,结束单纯超滤治疗。

【并发症及其处理】

1. 出血 抗凝药剂量过大,可引起单纯超滤中患者出血。对于应用肝素或低分子肝素作为抗凝药的患者,应暂时停用抗凝药,并给予适量的鱼精蛋白拮抗。

2. 低血压 超滤率过大可导致低血压发生,常常发生在单纯超滤后程或结束前,特别是血清白蛋白或血红蛋白明显低下的患者更易发生。患者早期表现为打哈欠、便意、后背酸痛、肌肉痉挛等,进而出现恶心、呕吐、出汗、面色苍白、呼吸困难和血压下降。此时,应降低超滤率,必要时补充生理盐水或血清白蛋白制剂。经过处置以后血压仍不能恢复正常的患者,应停止单纯超滤。

3. 心律失常、猝死等　对于心血管状态不稳定的患者,单纯超滤过程中有出现致命性心血管并发症的可能;对于这样的患者原则上推荐采用缓慢连续性超滤。出现严重的心血管并发症时,应停止单纯超滤,并给予积极抢救。

【注意事项】

1. 由于滤器质量问题或在运输和存放过程中损坏,使得跨膜压过高可导致滤器破膜,血液进入超滤液内。此时必须更换滤器。

2. 患者血细胞比容水平越高,单纯超滤过程中就越容易因血液浓缩、血液黏度上升而致血流阻力增加。因此对于血细胞比容较高的患者,抗凝药用量应适当增加。

3. 患者血清蛋白水平越高,单纯超滤过程中血清蛋白成分就越容易黏附于滤器膜上,而影响超滤效果;但血清蛋白水平过低,单纯超滤过程中患者组织间隙液体回流血液速度减少,血管再充盈不足,将产生低血压,从而难以完成超滤量目标。

4. 温度过低将增加血液黏度,影响超滤效果。因此,单纯超滤过程中患者应注意保温。

5. 单纯超滤过程中,血液中电解质成分将随水分等比例清除,因此超滤结束后患者体内各种电解质的总量,尤其是钠离子总量将降低。但是,因超滤引起的有效循环血容量的下降,将刺激交感神经兴奋而促进钾离子从细胞内外流,因此,超滤结束后患者血清钾水平可升高。

6. 选择高通量滤器,有助于完成目标超滤量;但超滤过程中易于造成氨基酸等营养成分丢失。

7. 患者高凝状态,使用的肝素或低分子肝素剂量不足;或由于患者因先天性或后天性血液抗凝血酶Ⅲ活性低下而应用肝素类制剂作为抗凝药,可导致单纯超滤中滤器和管路凝血。此时应适当增加肝素或低分子肝素剂量,如仍效果不佳则建议改用阿加曲班或枸橼酸钠作为抗凝药;有条件时应检测抗凝血酶Ⅲ活性,以明确病因。

8. 右心室心肌梗死所致的右心功能衰竭的情况下,患者依赖较高的中心静脉压维持血液进入肺循环。此时,进行单纯超滤应慎重。

9. 在急性肺水肿的紧急情况下,初始可采用较高的超滤率,但时间不宜过长。此时病人循环状态不稳定,易产生低血容量休克。对于慢性充血性心力衰竭患者推荐选择缓慢连续性超滤。

10. 对于需要大量脱水但对血液透析治疗耐受性差的血液透析患者,推荐采用将单纯超滤和血液透析结合的序贯透析方式进行,而不仅仅进行单纯超滤治疗。

附 缓慢连续性超滤

缓慢连续性超滤(slow continuous ultrafiltration,SCUF)是以对流原理清除溶质的一种特殊的连续性肾脏替代治疗方式。不需要补充置换液,也不应用透析液;主要以清除体内过多的水负荷为目的,对溶质的清除不理想。按照采用的血管通路不同分为:①静-静脉缓慢连续性超滤,采用中心静脉留置双腔导管建立血管通路,利用血泵驱动血液循环;②动-静脉缓慢连续性超滤,采用动静脉穿刺建立血管通路,利用动静脉压力差建立血液循环。与单纯超滤比较,缓慢连续性超滤的超滤率较低,持续时间较长;因此治疗过程中心血管状态波动较小,病人更容易耐受。

【适应证】

1. 各种原因所致的伴有心血管状态不稳定的严重水肿。

2. 难治性心力衰竭所致的严重水肿。

3. 心脏手术或复苏后伴有细胞外液容量负荷过多。

【相对禁忌证】

1. 严重低血压。

2. 致命性的心律失常。

3. 临床上有血栓栓塞疾病高度危险的患者。

【操作方法及程序】

1. 设备选择 动-静脉缓慢连续性超滤不需要仪器设备;静-静脉缓慢连续性超滤可依据医疗单位实际情况,选择血泵、普通血液透析机、单纯超滤机或 CRRT 机等。

2. 滤器选择 推荐选择高通量透析器和滤器,根据病人体表面积、水肿程度选择合适的透析器和滤器面积。

3. 血管通路 进行动-静脉缓慢连续性超滤时,可选择桡动脉等动脉穿刺和静脉穿刺建立血管通路;进行静-静脉缓慢连续性超滤时,采用中心静脉置管作为血管通路。

4. 抗凝药选择 同单纯超滤。由于缓慢连续性超滤时,体外血流量较小,持续时间较长,因此抗凝药的使用剂量早期应偏大,后期应相应减少剂量。

5. 操作程序 参见单纯超滤。一般超滤率设定为 500～700 ml/h,但应依据临床实际情况进行调整;一般单次操作超滤液总量不超过 4L。

【并发症】

同单纯超滤。由于缓慢连续性超滤时超滤率较低,因此患者心血管状态较稳定,发生滤器破膜漏血、低血压以及心律失常等心血管并发症的概率较小;但由于治疗过程中体外循环血流速度较慢,治疗时间较长,因此易于发生滤器和管路凝

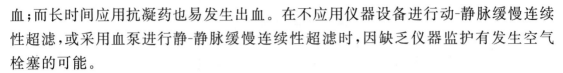

血;而长时间应用抗凝药也易发生出血。在不应用仪器设备进行动-静脉缓慢连续性超滤,或采用血泵进行静-静脉缓慢连续性超滤时,因缺乏仪器监护有发生空气栓塞的可能。

【注意事项】

1. 参见单纯超滤的注意事项 1～8。

2. 进行动-静脉缓慢连续性超滤治疗或采用血泵进行静-静脉缓慢连续性超滤时,由于不需用仪器设备,缺少仪器监护;因此,在滤器和管路冲洗过程中应注意气体排出干净,连接血管通路时要避免空气栓塞的发生。

3. 有条件的单位推荐检测凝血指标,依据结果调整抗凝药剂量。长时间治疗时,应注意患者出血倾向的发生。

第10章 血液透析

血液透析(HD)是治疗急、慢性肾衰竭的常用方法之一,其步骤包括患者与设备之间体外血液循环的建立,血液循环运行中的监护以及血液透析结束的处理。

第一节 血液透析原理、适应证及禁忌证

【原理】

血液透析是利用半透膜原理使溶质通过弥散、溶液对流以及透析膜的吸附作用来完成清除患者体内毒素和水分,达到血液净化,从而替代肾功能的目的。

1. 弥散 溶质通过半透膜从高浓度侧向低浓度侧扩散过程称为弥散,弥散度与浓度梯度相关。

2. 对流 在压力作用下,溶液(溶质和溶剂)同时通过半透膜的传递过程,对流效率与压力有关。

3. 吸附 通过电荷或分子间力的作用,物质与膜材料表面的结合为吸附。

【适应证】

1. 急性肾损伤(AKI) 达到 AKI 3 期标准[血清 Cr 大于基础值的 3 倍或达到 $354\mu mol/L$;尿量$<0.3ml/(kg \cdot h)$超过 24h,或无尿 12h]就可进行血液透析。AKI 伴有高钾血症(血 $K^+ \geqslant 6.5mmol/L$),严重代谢性酸中毒($HCO_3^- \leqslant 15mmol/L$)或急性左心衰竭应急诊透析。对于脓毒症或脓毒症性休克,应尽早开始血液透析。对于病情严重不能耐受常规血液透析的患者可以采用连续性肾脏替代治疗。

2. 慢性肾衰竭开始透析的指征

(1)血清尿素氮$\geqslant 28.6mmol/L(\geqslant 80mg/dl)$,肌酐$\geqslant 707.2\mu mol/L(\geqslant 8mg/dl)$或 GFR$<15ml/min$。

(2)严重尿毒症症状:严重代谢性酸中毒($HCO_3^- \leqslant 15mmol/L$)、严重高钾血症(血钾$\geqslant 6.5mmol/L$)、水钠潴留性高血压、高度水肿、急性左心衰竭、肺水肿、心包

积液和尿毒症性脑病等,应尽早血液透析。

(3)糖尿病肾病、儿童、老年、妊娠等慢性肾衰竭患者,根据病情可以提前进行血液透析。

3. 急性中毒　证明可经透析清除的药物或毒物的中毒。

4. 严重电解质紊乱　高血钾、严重高血钠或低血钠、高血钙、高血镁等。

【禁忌证】

随着血液透析技术的提高,严格讲没有绝对的禁忌证。

【相对禁忌证】

1. 严重活动性出血。

2. 颅内出血伴颅压增高。

3. 升压药不能纠正的严重休克。

4. 心肌病变引起的严重心力衰竭。

5. 不能合作的婴幼儿及精神病患者。

第二节　血液透析操作方法及程序

【患者准备】

1. 了解患者透析期间情况。

2. 测体重。

3. 量血压、测心率、测体温。

4. 医生下达透析医嘱。

【透析机的准备】

1. 检查透析机的供水、供电状况,打开机器相应开关。

2. 检查透析机是否完成消毒冲洗程序。

3. 查对 A、B 液浓度及有效期后连接 A、B 浓缩透析液,透析机进行自检。如未通过自检应通知技术人员对该机进行检修。

4. 透析机自检通过后,检查透析机屏幕的显示是否正常,发现问题及时进行调整。

【透析管路安装】

1. 护士按卫生学要求着装,然后洗手、戴帽子和口罩。

2. 查看机器自检完成情况,核对机器参数显示,准备就绪,可进行以下操作:

(1)取透析器和管路,查看品名、规格和有效日期,外包装是否完整。

(2)打开包装,取出透析器和管路,检查是否有破损、残缺。

(3)将透析器安装在机器固定架上。

(4)安装动静脉血液管路,并与透析器连接,管路末端挂好请勿下垂。

【透析器、管路冲洗操作程序】

1. 检查生理盐水有效期,有无沉淀及异物,包装有无破损,轻度按压有无液体外漏。

2. 输液器与生理盐水容器连接后挂好,输液器与血液管路动脉端给液口连接。

3. 夹闭管路肝素管注入口及动、静脉壶侧管等开口。

4. 开血泵,将机器血泵流速调至 100ml/min,依次用生理盐水从血液透析管路动脉端至静脉端冲洗,每个开口使用 50~80ml 生理盐水;透析器预冲量,严格按照说明书要求。

5. 用生理盐水排净透析管路和透析器血室内气体,并注满体外循环。

6. 将血泵速度调至 200ml/min,将机器透析液接头与透析器旁路连接,排净透析器膜外气体(血室外)。

7. 调节动静脉空气陷阱内液面至 2/3,避免静脉空气陷阱液面内有小气泡,关血泵。

8. 连接并打开透析液通路,使透析液室充满透析液。

9. 根据医嘱,输入治疗参数。

【操作规程】

1. 内瘘穿刺

(1)物品准备:治疗消毒盘、胶布、棉签、止血带、消毒液、注射器、一次性治疗巾及穿刺针。

(2)检查动静脉瘘。

(3)铺治疗巾。

(4)常规消毒穿刺点。

(5)扎止血带。

(6)选择穿刺点穿刺,见回血后用胶布固定穿刺针尾部机翼,再环绕固定穿刺针管。

(7)穿刺动静脉内瘘时两针距离宜大于 10cm,要有计划地选择穿刺点。

(8)按照医嘱给予首剂肝素(或低分子肝素)。

(9)管路动脉端与内瘘动脉针连接。

(10)开动血泵,血流量 50ml/min,排除预冲液,特殊情况可给预冲液。关血泵,管路与静脉端连接。

(11)开血泵,按医嘱调整适当的血流量。

（12）将肝素注射器放入肝素泵内,调整维持肝素用量。

（13）再次核对治疗板面设定的治疗参数和体外循环管路。

（14）用治疗巾遮盖手臂,告知病人透析已开始,手臂活动范围不要过大,有不适感觉及时告知护士等。

（15）查看机器各监测系统处于监测状态,整理用物。

2.中心静脉留置导管

（1）操作前更换清洁手套,铺第1块治疗巾,打开包裹留置导管的纱布。

（2）左手拿起留置导管的尾端并向上,右手拿安尔碘喷雾剂由上至下、螺旋、均匀、全面消毒留置导管。

（3）铺第2块治疗巾,用2块安尔碘纱布分别包绕消毒后的留置导管;将留置导管尾端向下,用安尔碘喷雾剂,以螺旋式向留置导管尾端全面喷消,留置导管尾端保持向下,避免消毒液倒流污染已消毒部分。

（4）拧开留置导管动脉端的小帽,用安尔碘棉签双消毒管口,从内至外,用5ml注射器抽出留置导管动脉端管腔内残留的肝素水约0.5ml(根据留置导管腔内容积);同样方法处理留置导管静脉端。

（5）将血液管路的动脉端与留置导管的动脉端连接,开泵引血(血流量＝100ml/min),从肝素口注入首剂肝素。连接留置导管静脉端,再次核对治疗参数。

（6）调整泵速至血流量＝200ml/min后开始透析,将透析器动脉端朝向上,再次拧紧透析器与管路连接处。

（7）用止血钳固定好管路,治疗巾遮盖好留置导管连接处,调整血流量250～300ml/min,查看机器各监测系统处于监测状态,整理用物。

【透析过程中的监护】

1.检查穿刺针及管路固定是否牢固。

2.检查体外循环各连接点连接是否牢固。

3.按照医嘱核对是否正确使用透析液。

4.管路各开口关/开到位。

5.检查机器运行状态显示是否正常。

6.核对病人治疗参数设置是否正确。

7.密切巡视透析治疗过程,并观察患者精神状态,有无不适症状等,每小时测量血压、心率1次并做好记录。

8.认真填写透析记录单,项目齐全,护士签字。

【透析结束操作常规】

1.透析机鸣音提示透析治疗结束,先消音,检查除水量及透析时间是否按医嘱完成,告知患者透析结束、准备回血等。

2. 将血流量降至 100ml/min。

3. 用生理盐水依次从动脉端到透析器、静脉端回血。

4. 回血过程中应注意观察管路与透析器连接处以避免脱开,动脉穿刺处有无渗血及血肿,患者病情有无异常。

5. 关血泵,拔动、静脉针,压迫止血。

6. 撤下废弃的管路及透析器。

7. 对机器进行清洗和消毒。

8. 密切观察患者情况,避免透析后反应。

9. 如使用中心静脉留置导管透析结束时应按如下步骤操作:

(1)更换清洁手套后,将血液管路的动脉端与留置导管动脉端分离,用安尔碘棉签双消毒管口,从内至外。用 5ml 注射器向留置导管动脉端注入抗凝药(根据医嘱选用抗凝药的种类、剂量),容量根据管腔的容积而定。

(2)同样方法处理血液管路静脉端与留置导管静脉端。

(3)将留置导管的无菌小帽盖好,用无菌纱布包裹导管远端,使管口不暴露,再用胶布将导管固定。

(4)以下步骤同前。

第三节　血液透析急性并发症

【血液透析中技术故障及处理】

1. 空气栓塞

(1)透析过程导致空气栓塞的原因:忘记用生理盐水预冲体外循环,而把管道与静脉瘘管直接相连接;血液管道连接不良或血流量不足时,在血泵前部管道内呈负压,气体进入体内;在用动脉管道补液时,液体输完未及时夹住,空气被吸入管道内而进入体内;回血操作失误,当用空气回血时易发生;给透析液加温,空气会释出而通过透析膜进入血液内;如进入的空气量超过设备的脱气能力,或由于脱气设备失灵,则更容易发生空气栓塞。

(2)临床表现:空气进入体内的危害取决于空气进入量、速度、空气阻塞部位以及当时患者的体位。轻者呼吸困难、咳嗽、胸痛,重者气喘、发绀、昏迷,乃至死亡。

(3)处理:发现空气进入体内,立即夹住静脉管道,患者取头低左侧卧位,抬高下端。马上吸氧,静脉注射地塞米松,切忌心脏按压。有条件的医院可将患者送进高压氧舱。如果判断右心室有较多气体,立刻请专科医师处理。

2. 透析器破膜漏血

(1)原因:透析器在运输和储存时破损未被发现,复用透析器有些净化剂(如氢氧化钠、次氯酸钠等)对透析膜有腐蚀作用,跨膜压过高等。

(2)表现:机器提示漏血报警(注意有时误报或漏报),或发现透析液变色。

(3)处理:严重漏血必须更换透析器,重新开始透析,而且血液不能回输给患者。

3. 凝血

(1)原因:患者高凝状态、肝素用量不足、血流量不足或流动不畅、空心纤维内有气泡、低血压等。

(2)表现:机器静脉压报警,或者血液在管路内分层,捕气室(静脉壶)外壳变硬、液面上有气泡。

(3)处理:如肝素量不足要增加肝素量,或寻找其他原因有针对性处理。

4. 透析液异常

(1)透析液浓度异常:主要指离子浓度异常,可以导致低血钠、高血钠、高血钾、低血钾、高血钙和高镁血症等。

(2)透析液温度异常:有时由于热敏电阻和加热器异常而使液温失常,患者可有发冷或发热感觉。立刻请工程技术人员检查并处理。

5. 电源中断　在透析中电源突然中断,消除报警音,手摇血泵,以免凝血。同时找断电原因并加以排除。

6. 水源中断　常见原因有驱水泵故障、输水管道断裂或水源不足等,此时机器产生电导度报警。寻找断水原因并加以排除。

【血液透析中临床急性并发症及处理】

1. 首次使用综合征(FUS)　FUS分为A、B两型,原因不清楚,多与消毒剂环氧乙烷(EOG)有关。A型FUS严重,常在透析后几分钟内发生,轻者表现为瘙痒、荨麻疹、咳嗽、流泪和流涕,也可有腹肌痉挛和腹泻。重者可呼吸困难、突然心跳骤停。严重反应者应立即停止透析,丢弃透析器和管道内的血液。必要时用肾上腺素、抗组胺药或糖皮质激素。心跳骤停按心肺复苏处理。B型较轻,多发生在透析1h后,主要表现胸、背痛。对症处理后可以继续透析。

预防措施包括尽量不用环氧乙烷(EOG)消毒的透析器,使用前用生理盐水冲洗,不服用血管紧张素转换酶抑制(ACEI)类药物,同时使用AN69膜。透析器复用可能减少FUS发生率。

2. 低血压　透析引起症状性低血压的发生率为20%～40%。

(1)导致低血压原因:有效血容量不足(除水低于干体重,或血浆渗透压大幅度下降,或超滤率大于毛细血管再充盈率);自主神经功能紊乱,升压调节机制障碍;血/膜生物相容性差,导致补体活化,产生过敏毒素;心脏因素(心衰、心包积液或心包填塞、心律失常等);透析中进食,口服降压药物,透析液因素(内毒素、低钠、低钙、低渗、高温、醋酸盐等)。

(2)临床表现:早期反应,如打哈欠、便意、背后发酸等,继之表现恶心、呕吐、出汗,重者可出现面色苍白、呼吸困难、血压下降乃至听不清楚。

(3)低血压的处理:轻者输入 100~200ml 生理盐水后症状很快缓解。一旦发现严重低血压或出现明显低血压症状,如面色苍白、出汗等,可不必先测血压,立刻输入生理盐水,然后降低 TMP 或改为旁路。如经积极处理血压仍不上升,立刻停止透析,进一步检查有否其他原因(如心包填塞等)或采取其他相应的急救措施。

(4)症状性低血压的预防:①考虑患者血容量不足,体外循环要预冲生理盐水;严重贫血者要在透析开始输血;严重低蛋白血症者,在透析中输入血浆、白蛋白或其他胶体溶液;停用降压药物;尽量不在透析中进食。②提高透析液钠浓度。③低温透析。④使用生物相容性好的透析膜。⑤改变血液净化方法,用序贯透析或血液滤过。⑥对心源性低血压和感染性休克,可用强心药和升压药。

3. 高血压

(1)原因:交感神经兴奋,输入高张溶液过多或过快;透析液钠或钙过高;高血压也可伴随某些透析反应而出现,如热原反应、失衡综合征等;透析本身刺激肾素分泌增多。

(2)临床表现:特点为透析中发生高血压或血压进一步升高,轻者没有症状,重者可有头痛或恶心、呕吐。高血压多在透析结束 2~3h 后自然缓解。

(3)处理:消除患者精神紧张状态,控制输液,正确选择和实时监控透析液成分。透析中高血压很少自行缓解,对降压药反应较差。试用舌下交替或反复含服 ACEI 类药物,如果血压下降不理想,可口服或静脉选用 α 受体阻滞药,直至静脉用硝普钠。如血压仍不能下降,应终止透析,继续降压处理并寻找原因。

4. 失衡综合征(DS)　DS 发生率为 0.46%~18.5%,发生机制一般认为与"尿素逆渗透效应"有关。由于透析中血浆尿素氮浓度快速下降,导致血液与脑、肺及全身组织之间产生渗透梯度,引起水的逆向移动,导致脑水肿、肺水肿等。

DS 的临床特点,可分为脑型和肺型两种。

(1)脑型失衡综合征:多发生在首次透析 2~3h,表现为恶心、呕吐、头痛、血压增高、焦躁、嗜睡等。严重者伴有抽搐、扑翼样震颤、谵妄、昏迷乃至死亡。

(2)肺型失衡综合征:多发生在首次透析后期或结束 4~6h 后,发生呼吸困难逐渐加重,不能平卧,甚至出现发绀、大汗淋漓,出现急性肺水肿的临床症状与 X 线表现。

DS 的预防和处理,充分合理的诱导透析是减少 DS 的主要措施,提高透析液钠浓度,在透析中静脉滴注甘露醇、高渗糖溶液等都是防止发生 DS 的有效方法。

已经发生 DS,轻者要缩短透析时间,重者要即刻终止透析,同时静脉给予高渗葡萄糖或高张钠溶液(血压高者慎用)。DS 一般在 24h 内症状自行缓解,如不恢复应考虑有否其他合并症。

5. 恶心、呕吐　在透析中恶心、呕吐比较多见,为 7.7%~12.9%,它由很多因素所致,但有时找不到原因。恶心、呕吐常是低血压的早期症状,DS 也先出现恶心、呕吐。此外,还常由热原反应、高血压、心衰、硬水综合征、酸碱度的急剧变化、对醋酸盐不耐受、透析水质不纯、胃肠疾病及某些药物等引起。恶心、呕吐往往也是脑出血、蛛网膜下腔出血的先兆症状。有时患者不明原因的恶心、呕吐,但呕吐后症状完全消失。如持续存在,应寻找病因采取治疗措施或对症处理。

6. 头痛　在透析中头痛发生率为 5%,常见原因可能为高血压、神经性头痛,也可能由脑出血、蛛网膜下腔出血所致。头痛如能排除脑血管病变可以对症处理。

7. 发热　在透析当中或结束后发热,原因有导管感染、热原反应、输血反应、高温透析,还有不明原因的发热,但最常见的是内毒素进入血液引起热原反应。

一般对热原反应主要采取对症治疗和应用抗过敏药物,24h 内完全恢复。如患者高热严重,或症状持续 24h 以上,应做血培养,不必等结果就应给予抗生素治疗。应采取各种措施防止热原反应的发生,透析液达到卫生学要求可以避免热原反应。

8. 出血　透析中应用抗凝药可以增加出血倾向。常见胃肠道出血、硬膜下血肿、脑出血、蛛网膜下腔出血、泌尿系统出血、后腹膜血肿、血性胸腔积液、血性渗出性心包炎和眼底及自发性眼前房出血等。有出血倾向者可以用低分子肝素;有活动性出血者可以用枸橼酸盐抗凝或不用抗凝药透析;脑出血应采用腹膜透析。

9. 溶血　在透析中发生溶血的原因有:①血泵或管道内表面对红细胞的机械损伤;②透析液浓度异常,特别在低钠时;③消毒剂残留(如 EOG、氯胺、甲醛溶液等);④异型输血;⑤高温透析。发生溶血时可见血液管道内呈淡红色,尿呈酱油色,也可伴有发冷、发热、胸闷和急性贫血。严重者终止透析并丢弃管道中的血液,贫血严重可输新鲜血液,预防高血钾引起的致命危险。透析中溶血完全可以预防,血泵转子松紧要适宜,透析器及管道中的消毒剂要冲洗干净。严密观察透析液的浓度和温度变化。

10. 痉挛　发生率约 7.0%,容易发生于除水较多和老年患者,多出现在透析的中后期。以下肢多发,也可在腹部,为肌肉痉挛性疼痛。发生痉挛时首先降低超滤速度,通常输入生理盐水 100~200ml,或注入 10%氯化钠 10~20ml,或用高渗糖溶液使症状缓解。对经常发生痉挛者要考虑是否调整干体重。

11. 心律失常　血液透析相关心律失常发生率较高,美国 72 个多中心研究(HEMO)心律失常发生率为 31%,国内报道为 19.7%,均以房性心律失常为多见。

(1)心律失常的原因：包括冠心病、心力衰竭、心包炎、严重贫血、电解质(钾、钙、镁)异常、酸碱平衡紊乱、低氧血症、低碳酸血症、低血压及某些药物影响等。

(2)临床表现：根据心电图可分如下几类。①心动过缓和房室传导阻滞(AVB)：窦性心动过缓少见，AVB 相对多发。高血钾是造成 AVB 最常见的原因，治疗措施除尽早透析外，如同时存在代谢性酸中毒，则纠正酸中毒是当务之急。②室上性心动过速：发生率占心律失常的 15.9%～23%，患者感觉心慌、心悸，心电图主要表现为心房扑动和心房纤颤，多与低血钾有关。提高透析液钾浓度(3.0～3.5mmol/L)可以预防。③室性心律失常：发生率占心律失常的 10.6%～27.9%。患者感觉心悸、呼吸困难、肢体麻木(高血钾)、血压降低等，成为患者的猝死常见原因。心电图表现可为室性心律不齐、室性心动过速、房室传导阻滞甚至室颤。患者多有基础心脏疾病，透析是诱发因素，如血流动力学的变化，不仅与电解质组分有关，而且还与其比例有关。④猝死：据 USRDS 报道，心性猝死占透析患者全因死亡的 29.9%。长期透析患者猝死有心脏原因(如冠心病、高血压及左心室肥厚、主动脉僵硬度增加)、肺栓塞、电解质异常、营养不良、糖尿病、贫血、甲状旁腺功能亢进以及原因不明等。心电图呈现典型的室颤图形。

(3)处理：仔细寻找导致心律失常的原因，使用治疗心律失常的药物严格根据药品说明书，注意剂量和对其他脏器的影响。预防心律失常很重要，治疗基础心脏病、改善贫血状态、降压等干预措施，增加透析充分性，提高患者基础血钾水平，可降低透析中 QT 间期和 QT 离散度，有利于降低猝死发生率。透析患者需要治疗的心律失常包括复发性房性心动过速、频发室性早搏伴复发性室性过速和缓慢性心律失常。治疗包括使用药物、电转复和安装起搏器等。①积极控制血压，选择 β 受体阻滞药、ACEI、ARB、CCB，透析中预防性吸氧，预防血浆电解质异常，特别是血钾异常；②通常房性早搏、窦性心律不齐不产生严重后果，不必急于用药；③对于频发或多源性房性早搏，可选择 β 受体阻滞药或 CCB，必要时用洋地黄制剂；④室性早搏尤其为多源性或频发性(>30/min)或呈二联律时可选用利多卡因；⑤心动过缓的治疗，首先要停用或减少某些影响心率的药物剂量(如 β 受体阻滞药)；病窦综合征和高度房室传导阻滞，要给予异丙肾上腺素、阿托品，必要时要安装临时起搏器；⑥对于快速房颤、室上性心动过速，宜选毛花苷 C(西地兰)、胺碘酮等类药物；⑦室性心动过速宜选用利多卡因、胺碘酮、卡维地洛等；⑧窦性心动过速可以选用 β 受体阻滞药；⑨预防心脏猝死，服用 β 受体阻滞药、ACEI 可降低猝死率。置入式电复律除颤器(ICD)对非缺血性心肌病、左室射血分数低于 35%、恶性心律失常的患者，预防心源性猝死具有保护作用。

第 11 章　血液滤过

血液滤过(hemofiltration,HF)以对流的方式清除血液中中小分子物质及水分的一种血液净化技术。当患者血液被引入血液滤过器,血液内除中大分子物质如蛋白质及细胞等有形成分外,水分和大部分中小分子溶质均被滤出,以达到清除血中过多的溶质及水分的目的。为了补偿滤出液和电解质,保持机体内环境的平衡,必须在滤器后(或前)补充相应的置换液。

【适应证】

1. 急性肾功能衰竭。

2. 慢性肾功能衰竭。

3. 难治性高血压。

4. 超滤不耐受症状性低血压和严重水、钠潴留。

5. 心力衰竭与肺水肿。

6. 尿毒症性心包炎。

7. 透析相关的周围神经病变。

8. 肝功能衰竭。

9. 其他

(1)对血液透析耐受性差,经常出现恶心、呕吐、头痛、腓肠肌痉挛等症状者。

(2)老年人有冠心病或其他器质性心脏病血流动力学不稳定者。

【相对禁忌证】

1. 重症心脏病变。

2. 严重出血。

3. 严重的心律失常。

4. 精神异常、不合作者。

【血液滤过装置】

1. **血液滤过机器**　血液滤过机器与血液透析机的最大区别是前者具有液体

平衡装置。超滤液与置换液之间的不平衡,可迅速导致危及病人生命的容量性循环衰竭,因此连续监测以保持液体平衡至关重要。HF 不用透析液,没有透析液装置,而增加了超滤和输入置换液的装置。通过提高血液输入端的正压和滤出端的负压以加大跨膜压力。以利在最短时间内建立有效的负压。在超滤液与置换液中可配备反馈调节系统,并设置各种报警装置。新型血液滤过机具有在线式置换液配制输入系统(on-line),可以全自动生成置换液,无需另外配制置换液,避免配制置换液、包装、运输等过程及污染。在线血液滤过机可以实现碳酸氢盐血液滤过,同时操作简单、安全、方便。

2. **血液滤过器** 血液滤过器应具备以下特点。

(1)血液滤过器膜通常是由生物相容好、无毒性的高分子聚合材料制成的非对称性膜,是一种具微孔结构的超薄膜生物相容好,无毒性的物质制作的。

(2)其截流分子量 4 万～6 万道尔顿,使水、电解质及代谢产物能顺利地通过,而大分子物质如蛋白质及细胞有形成分仍留在血液内。

(3)具有高通透性和高溶质滤过率,能产生足够的滤液流量,保证小分子代谢产物能被满意地清除。

(4)具有一定的多孔疏水性,既可吸附炎症介质,又不过多地吸附蛋白。

3. **置换液** HF 与 HD 不同,HF 每次治疗的水和电解质平衡取决于置换液的补偿。置换液的成分应与细胞外液一致,这样才能避免电解质的负平衡。HF 置换液直接进入血流,因此,必须无菌、无致热原。目前使用的置换液在电解质成分如钾、钠、氯等上无太大差别,但使用的碱基则有差别;碳酸氢根是生理性碱基,使用后无不良反应,但其稳定性还存在一定问题;其他碱基如乳酸根、醋酸根需代谢后才能变为碳酸氢根。国外已制成 4 500ml 的双层聚氯乙烯(PVC)袋装置换液,目前多使用乳酸盐作为缓冲系统。根据一些研究,认为醋酸盐对血液循环和脂质代谢有不良作用,使用碳酸氢盐最好,符合生理要求,现在临床使用的血液滤过机多具有 on-line 装置,可联机产生碳酸氢盐置换液。

【血液滤过的方法】

1. **置换液补充途径** HF 患者血管通路的建立和血液透析相同,一般要求血流量>250ml/min,补充置换液的方式有两种:置换液在血液循环回路的滤器前输入称前稀释法;置换液在滤器后输入,称后稀释法,各有利弊。

(1)前稀释法:其优点是滤器中血液稀释,血流阻力小、滤过率稳定,残余血量少和不易凝血及形成蛋白质覆盖层。当血细胞比容高于 35% 时可用此方法减少肝素用量,缺点是清除率降低,故要达到与后稀释相同的清除率,就必须增加置换液剂量 10%～18%,其稀释效应取决于置换液流量与血流量比例,为降低稀释效应,可增大血流量。

(2)后稀释法:这一方法大大减少置换液的用量(20~30 L/次),同时提高了清除率,因为后稀释时血液未被稀释,滤液中溶质的浓度与血浆相同,避免了稀释效应,小分子溶质清除率基本等同于置换液交换量,但由于滤器中血液浓缩明显,一方面增加凝血概率,另一方面分子量较大溶质的通透性及清除率下降。

2. 置换液补充量　目前后稀释法 HF 基本上每周 3 次,每次置换液量为 18~20L,可以达到治疗目的。但是为了更好地改善症状,补充置换液量应个体化。目前采用下列几种计算方法。

(1)根据残余肾功能计算法:有认为应使患者的总清除率维持在 5ml/min 以上,因为 1ml 的置换液量基本上等于 1ml 滤过的尿素清除率。如果患者的残余肾功能是 0,每天需要 7.2L 的置换液量才能维持清除率在 5ml/min,每周置换液量为 60~90L,相当于清除率 6~9ml/min,如果患者残余肾功能是 5ml/min,清除率可达到 10ml/min 以上。

(2)Baldmus 公式法:Baldmus 等提出要将血清尿素氮浓度从原来的数值降低一半,缺点是未将患者的饮食蛋白质摄入和残余肾功能计算在内。计算公式如下:

$$V_{1/2} = 0.47 \times BW - 3.03$$

式中 $V_{1/2}$ 是为了把血清尿素氮浓度降低至治疗前的 50%,每次治疗所必需的超滤液量;BW 为体重(kg)。

(3)尿素动力学计算法:根据尿素动力学来计算 HF 的置换液量,对于残余肾功能,蛋白质的摄入量及体重不同的患者,可使清除率达到理想水平。计算公式如下:

$$L = \frac{每日蛋白质摄入量(g) \times 0.12 \times 7}{0.7(g/L)}$$

式中 L 为置换液量(L)/周;0.12 为 1g 蛋白质所产生尿素氮的 g 数;7 为每周7d;0.7 为滤过液中尿素氮水平。

(4)简单方法:

前稀释模式(L)＝Kt/V×尿素分布容积(男性为 58%体重,女性 55%)×2

后稀释模式＝Kt/V×尿素分布容积

【血液滤过程序】

1. 准备

(1)通电源,开启开关,消除报警。

(2)检查血液滤过器、血液管路、输液管路是否完整无损、均在消毒有效期范围内。

(3)将滤器、管路安装于相应位置上,并确认相互连接正确,再用等渗盐水1 000ml 及肝素盐水(每 500ml 含肝素 20mg)冲洗并排净血液管路与滤器内的空气,设定温度 37℃。

2. 接管　以无菌操作建立血管通路,按医嘱留取血液标本送检。从血路静脉端注入首次肝素剂量,连接血路动脉管启动血泵,排空管路内肝素盐水,连接静脉通路,将血流量逐渐调至 200～400 ml/min。

3. 设定监测器报警界限　设动静脉压力监测器、空气监测器、漏血检测器报警界限。

4. 治疗计划

(1)设定治疗时间。

(2)设定脱水量。

(3)设定肝素注入量。

(4)设定置换液的补充方式及补充量。

(5)治疗中应严密观察患者病情变化和监测器的工作状态,测血压、脉搏、呼吸、体温,监测器报警时应及时正确处理,详细记录各种参数。

(6)治疗结束:血液滤过治疗完毕时,液体平衡监测器自动报警。依次关闭液体平衡监测器、置换液泵及超滤泵。用 5% 葡萄糖液驱血回患者体内,无菌操作下拔出穿刺针。移去血液滤过器及管路。

(7)按常规进行监测器清洗和消毒。

【并发症及处理】

1. 技术问题　目前 HF 机具有高度精确的自动化容量平衡装置,可控制超滤量的平衡,操作简便,安全性好,技术问题很少见。

2. 发热反应和败血症　HF 时需输入大量置换液,如果置换液被致热原或细菌污染,可出现发热和败血症。处理见注意事项部分。

3. 耗减综合征　长期血液滤过可致机体内氨基酸、蛋白质及某些小分子激素与金属离子的丢失,可引起耗减综合征,所以血液滤过患者要注意内分泌变化及其对身体状况造成的影响。置换液中的电解质浓度应与正常人血浆浓度相近,并根据丢失量作相应调整。定期做有关生化测定,及时补充所丢失物质。

4. 低血压　主要由滤器超滤速度过快或补液量不平衡所致。血液滤过机的液体平衡系统应检测后方可用于临床。老年人心血管功能不稳定或首次血液滤过治疗,不宜选用大面积高效的血液滤器。血压降低时应将血液流速和 TMP 净超滤率适当降低,或减低超滤速度同时增加补液速度,必要时补充晶体或胶体溶液。

5. 远期并发症　HF 患者每年须输入 3 000～6 000L 的置换液,可能发生某些难以检测的微量元素慢性中毒。置换液中各种元素的含量,特别是微量元素应控制在允许的范围内,否则将带来一些并发症。

【注意事项】

1. 严格无菌操作。

2. 复用滤器必须严格按"透析器复用规范"使用。

3. 有发热反应应做血培养及置换液培养,有条件应同时做内毒素水平监测,同时应用抗生素。

第 12 章　血液透析滤过

血液透析滤过(hemodiafiltration,HDF)是用高通量的透析膜在血液透析(弥散)的基础上,同时提高超滤率,从血中超滤出大量含毒素的体液(对流),同时输入等量置换液的一种血液净化方法,HDF 基本原理是 HD 和 HF 的联合,兼有两者的优点,即弥散和对流同时进行,其目的是在透析清除小分子毒素的同时,增强对中分子毒素的清除作用。HDF 在单位时间内比单独的 HD 或 HF 清除更多的中小分子物质。

【适应证】

1. 急性肾功能衰竭。

2. 慢性肾功能衰竭,特别是透析不充分者。

3. 难治性高血压。

4. 心力衰竭与肺水肿。

5. 尿毒症性心包炎。

6. 透析相关的神经病变。

7. 肝功能衰竭。

8. 代谢性酸中毒。

【相对禁忌证】

1. 严重血容量不足及休克。

2. 重症心脏病变。

3. 严重出血。

4. 恶性肿瘤晚期。

5. 精神异常,不合作者。

【血液滤过装置】

1. 血液透析滤过机　血液透析滤过机是在透析机的基础上增加 HF 功能。有 HDF 功能的透析机需具备下列基本条件。

(1)碳酸氢盐透析:由于膜通透性的提高,若仍使用醋酸盐透析,其副反应的发生率将增加且程度加重,加上超滤量的增大,易发生低血压,故需采用碳酸氢盐透析液方可提高患者的耐受性。

(2)超滤系统:一般透析机可设置的最大超滤率不超过 3L/h,HDF 因需要大量超滤以提高对流效果且防止高通透性膜的反超滤,故超滤率应能达到 3L/h 以上。

(3)置换液平衡系统:HDF 时由于大量超滤液从体内排出,需要输入等量置换液进行平衡。为防止血容量的快速丢失或急速扩张而导致低血压或心力衰竭,要求机器具有准确的容量超滤系统和置换液输入平衡系统。机器一般均应安装置换液泵以控制置换液的输入量,由机器根据所设置的置换量和实际超滤量自动调节输入速度。

(4)加热装置:由于大量输注置换液,单靠透析液加热不足以维持血液温度,尤其是非在线 HDF 采用后稀释方式以及在寒冷气候下,患者易发生寒战,故 HDF 机器均应附有加热装置,能使置换液温度提高到 37℃。

2. 血液滤过器 血液滤过器的构造与透析器相同,为空心纤维状,亦分为血室和透析液室,血液和透析液分别有进出口。膜多由聚砜膜或聚丙烯腈膜等高分子合成膜制成高通量滤器,面积与透析器一致,均为 $1.2\sim2.0\mathrm{m}^2$,超滤系数(kuf)一般均在 150ml/(h·kPa)以上。

3. 置换液 同血液滤过。新型血液透析滤过机具有在线式置换液配制输入系统,可以完全自动生成置换液。

【血液滤过方法】

1. HDF 体外循环的建立及透析部分的操作与血液透析相同,连接置换液时应严格注意无菌操作。具体方法因不同机器而异。

2. 置换液的补充方式 HDF 根据置换液输入血路的部位不同而分为前和后稀释两种方式。置换液在滤器前输入为前稀释,在滤器后输入为后稀释。前者将血液稀释后进入滤器,降低血液毒素的浓度,影响毒素的清除效果,但滤器不易凝血;后者在血液大量滤出超滤液之后将置换液与浓缩了的血液混合回输体内,毒素清除效果高,但因血液浓缩比例高,若血液流量不足或肝素用量不足,易发生滤器凝血。

3. 在血滤器和透析液流量固定的情况下,治疗时间取决于透析时间和置换液量。计算置换液量最简单的方法,前稀释为血流量的 1/2,后稀释取血流量的 1/3。一般治疗时间与常规血液透析相同,为 4～5h,置换液为 20～48L。HDF 对溶质的清除率等于透析弥散的清除率加上滤过对流的清除率。

患者所需净超滤量=总超滤量-置换液量。

4. 肝素用量与血液透析相同,调节时应考虑下列因素:后稀释法的肝素用量

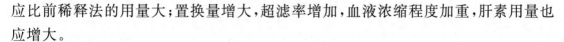

应比前稀释法的用量大；置换量增大，超滤率增加，血液浓缩程度加重，肝素用量也应增大。

5. HDF 结束时，血液滤过器的处理与透析器相同。

【并发症及处理】

1. HDF 由于输入大量置换液，如无菌操作不当或置换液质量有问题，极易发生寒战、发热。若置换液为内生式，则应根据不同厂家推荐定期更换细菌过滤器及内毒素检测（一般使用 2～3 个月，或治疗 300～900h 更换 1 个为宜），经常定期对置换液进行细菌培养及内毒素检测，以防止出现致热原反应。

2. 少数患者在首次行 HDF 时，出现原因不明的头晕、胸闷或全身不适等非特异性症状，偶有心动过速，这可能是由于 HDF 同时清除了体内某些有用物质，如激素等，造成患者体内环境紊乱所致。暂时减少血流量、减少置换液，可减轻症状，大多数患者经数次 HDF 治疗后会逐渐适应。

【注意事项】

1. 置换流量大时患者可能出现寒战，尤其在冬天。此时宜采用前稀释法，并将置换液预热。

2. 超滤设置不当、机器故障可导致液体进出量失衡，可引起低血压或心力衰竭。此时应立即停止 HDF，找出原因，排除故障。可改行血液透析，同时调整超滤量，纠正低血压或心力衰竭。

3. 由于 HDF 采用高分子合成膜，且生物相容性提高，因此过敏反应发生率明显减少，但是由于膜的通透性增高，在超滤率较小时可能发生反超滤。故要求 HDF 的置换量足够大。

第13章 血液灌流

血液灌流是将患者血液从体内引到体外循环系统内,通过灌流器中吸附剂与体内待清除的内外源性毒物、药物以及代谢产物间的吸附结合过程,达到清除这些物质的一种治疗方法或手段。特别是在急性药物或毒物中毒方面十分重要。此外,近年随着灌流技术的发展,该技术有望在重症感染、严重肝衰竭以及各种自身免疫性疾病等多种临床严重疾病的抢救与治疗方面得到更为广泛的应用。

【适应证】

1. 急性药物或毒物中毒。

2. 尿毒症,特别是合并顽固性瘙痒、难治性高血压、高 β_2 微球蛋白血症。

3. 重症肝炎,特别是暴发性肝衰竭导致的肝性脑病、高胆红素血症。

4. 脓毒症或系统性炎症反应综合征。

5. 银屑病或自身免疫性疾病。

6. 其他疾病,如海洛因成瘾、高脂血症、甲状腺危象等。

【禁忌证】

对体外血液循环管路或灌流器等材料过敏者。

【相对禁忌证】

严重活动性出血或药物治疗后无法纠正的休克者。

【操作方法与程序】

1. 血液灌流前的设备与血管通路准备

(1)灌流器的准备:一次性应用的灌流器出厂前已经消毒,所以在使用前注意检查包装是否完整、是否在有效期内。

(2)血管通路的建立:详见血液净化血管通路的建立章节。一般可选择中心静脉置管或静脉－静脉直接穿刺法建立灌流的血管通路。

(3)体外循环的动力模式:利用专用血液灌流机、单纯血泵、常规血透机或CRRT设备,驱动并调控体外循环。如果没有条件而患者血压稳定时,可以采用动脉－静脉穿刺方法建立体外循环通路。

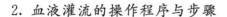

2. 血液灌流的操作程序与步骤

(1)灌流器与血路的预冲:①开始治疗前将灌流器以动脉端向下、静脉端向上的方向固定于固定支架上。②动脉端血路与生理盐水相连接并充满生理盐水,然后正确连接于灌流器的动脉端口上,同时静脉端血路连接于灌流器的静脉端口上。③启动血泵,速度以200~300ml/min,预冲液类型及量参照相关产品说明书为宜。预冲洗过程中可用止血钳反复多次短时性钳夹静脉端血路以增加灌流器内压力,从而达到生理盐水均匀预冲。如果在预冲过程中可以看到游离的炭粒冲出,提示已经破膜,必须进行更换。一般经上述预冲后,最后用浓肝素生理盐水进行吸附:生理盐水500ml+肝素50~100mg闭路循环20min。④预冲即将结束前,采用4%肝素生理盐水充满灌流器与整个体外血路,最后将灌流器反转至动脉端向上、静脉端向下的固定方式,准备开始治疗。如果患者处于休克或低血容量状态时,可于灌流治疗开始前进行体外预冲,预冲液可采用生理盐水、代血浆、新鲜血浆或5%白蛋白,从而降低体外循环对患者血压的影响。

(2)体外循环体系的建立:冲洗结束后,将动脉端血路与已经建立的灌流用血管通路正确牢固连接,然后开动血泵(以50~100ml/min为宜),逐渐增加血泵速度。当血液经过灌流器即将达到静脉端血路的末端出口时,与已经建立的灌流用血液通路正确牢固地连接。

(3)抗凝处理与方法:一般而言,血液灌流时肝素用量较常规血液透析剂量要大。①当正确连接好动脉端血路并启动血泵后,在血液即将进入到灌流器前,注入首剂负荷量肝素;②治疗开始前应评价患者的凝血指标,根据患者的具体情况,首次剂量一般为0.6~1.5mg/kg体重,主要是因为灌流器的比表面积比常规透析器面积大,故首剂负荷量也较大;开始灌流后,视情况肝素的追加剂量为8~10mg/h。由于目前灌流器的种类不同、患者个体差异较大,所以在治疗过程中最好用血浆活化部分凝血活酶时间(APTT)监测,借以调整肝素的应用剂量。

(4)体外循环血流量的调整:一般以100~200ml/min为宜。

(5)治疗的时间与次数:灌流器中吸附材料的吸附能力与饱和速度决定了每次灌流治疗的时间。常用药用炭吸附剂对大多数溶质的吸附在2~3h内达到饱和。如果临床需要,灌流2h后可更换1个灌流器,但一次连续灌流治疗的时间一般不超过6h。可根据患者的病情或毒物的特性间隔一定时间后再次进行血液灌流治疗。对于部分脂溶性较高的药物或毒物而言,在一次治疗结束后很可能会有脂肪组织中相关物质的释放入血情况,可根据不同物质的特性间隔一定时间后再次进行灌流治疗。

(6)结束治疗与回血:建议应用空气回血为宜,但应特别注意空气入血引起空气栓塞并发症。对存在出血倾向者建议于灌流结束后适当应用鱼精蛋白25~

50mg,以防止治疗后发生出血现象。

【注意事项】

1. 凝血指标的监测　对存在出凝血机制紊乱者,建议治疗中监测凝血指标,并借此调整抗凝方案。

2. 系统监测　进行灌流时,要密切观察动脉压、静脉压的变化。动脉压端出现低压报警时,常见于各种原因导致的血流量不足现象;动脉压端出现高压报警则常见于灌流器内血液阻力增加,多见于高凝现象,应追加肝素剂量;静脉压端出现低压报警,多见于灌流器内凝血;静脉压端出现高压报警时多见于除泡器内凝血、滤网堵塞。

3. 生命体征的监测　当患者进行灌流治疗过程中应密切观察呼吸、心率、血压的变化。如果患者出现血压下降,则要相应地减慢血泵速度,适当扩充血容量,必要时可加用升压药物;如果血压下降是由于药物中毒所致而非血容量减少所致,则应当一边静脉滴注升压药物一边进行灌注治疗,以免失去抢救治疗的时机;严重循环衰竭,经相应处理仍无效,应终止血液灌流。

4. 反跳现象的监测　部分脂溶性较高的药物(如安眠药或有机磷类)中毒经过灌流后,可以很快降低外周循环内的药物或毒物水平,患者临床症状与体征得到暂时性缓解,治疗结束后数小时或次日外周组织中的药物或毒物再次释放入血,导致患者二次症状或体征的加重;也可因为没有进行彻底洗胃而在治疗结束后药物再次经胃肠道吸收入血所致。因此,对于这些药物或毒物灌流治疗结束后应进行密切的观察,一旦出现反跳迹象可以再次进行灌流治疗。

5. 有下列情况者应尽早进行血液灌流治疗　毒物中毒剂量过大或已达致死剂量(浓度),经内科常规治疗病情仍恶化者;病情严重伴脑功能障碍或昏迷者;伴有肝肾功能障碍者;年老或药物有延迟毒性者。

【并发症及其处理】

1. 生物不相容性及其处理　吸附剂生物不相容的主要临床表现为灌流治疗开始后 0.5～1.0h 患者出现寒战、发热、胸闷、呼吸困难、白细胞或血小板一过性下降(可低至灌流前的 30%～40%)。一般不需要终止灌流治疗,可静脉推注地塞米松、吸氧等处理;如果经过上述处理,症状不缓解并严重影响生命体征者,应及时终止灌流治疗。

2. 炭粒栓塞　治疗开始后患者出现进行性呼吸困难、胸闷、血压下降等,应考虑是否存在炭粒栓塞现象。一旦出现炭粒栓塞,必须停止灌流,并进行吸氧或高压氧治疗,同时配合相应的对症处理。

3. 出凝血紊乱　灌流过程有可能导致血小板数量下降或活化,可根据情况进行相应的处理。

4. 贫血　通常每次灌流治疗均会导致少量血液丢失。因此,长期进行血液灌流的患者,特别是尿毒症患者,极有可能诱发或加重贫血现象。

5. 患者体温异常　可能与灌流过程中体外循环没有加温设备、设备工作不正常,或灌流过程中注入了过多的冷盐水、操作不严格导致污染有关。

6. 空气栓塞　主要原因为灌流治疗前体外循环体系中气体未完全排除干净、进行空气回血,或治疗过程中血路连接处不牢固,或出现破损而导致气体进入到体内。患者可表现为突发呼吸困难、胸闷、气短、咳嗽,严重者表现为发绀、血压下降甚至昏迷。一旦空气栓塞诊断成立,必须立即停止灌流治疗,吸入高浓度氧气,必要时可静脉应用地塞米松,严重者及时进行高压氧治疗。

7. 出血　视出血部位不同处理不同。治疗过程中特别注意体外血路连接的可靠;治疗结束后穿刺点压迫要充分;对于存在出血倾向或明显影响凝血功能的毒物,除作相应拮抗药物治疗后,于灌流结束后可视情况应用鱼精蛋白 25~50mg。

第 14 章 　 血 浆 置 换

血浆置换(plasma exchange，PE)是一种用来清除血液中大分子物质的体外血液净化疗法。常用的血浆分离技术有两种:离心式血浆分离和膜式血浆分离,目前离心式血浆分离已逐步被膜式血浆分离所取代。膜式血浆分离法又分为一级膜血浆分离法和二级膜血浆分离法及冷却滤过法等治疗方法。一级膜血浆分离法用血浆分离器一次性分离血细胞与血浆,将分离出来的血浆成分全部除去,再输入相同去除量的新鲜冷冻血浆或新鲜冷冻血浆加少量白蛋白溶液。二级膜血浆分离法(double filtration plasmapheresis，DFPP):也称为双重膜滤过血浆置换法。首先通过血浆分离器分离血细胞和血浆,再将分离出的血浆引入根据不同疾病选择不同膜孔径的血浆成分分离器,使血浆中致病的大分子物质滞留于血浆成分分离器内而被弃去,而血浆中小分子物质与白蛋白等血浆成分则随血细胞一起输回患者体内。

【适应证】

1. **疗效确切的疾病或综合征**　以下疾病的重症患者可考虑应用该疗法,包括冷球蛋白血症、抗肾小球基底膜病(肺出血-肾炎综合征)、急性炎症性脱髓鞘性多发性神经病(Guillain-Barrè syndrome,吉兰-巴雷综合征)、慢性炎症性脱髓鞘性多发性神经病、高黏滞综合征(巨球蛋白血症)、血栓性微血管病[血栓性血小板减少性紫癜/溶血性尿毒性综合征(TTP/HUS)]、纯合子型家族性高胆固醇血症、重症肌无力、药物过量(如洋地黄中毒等)、与蛋白结合的毒物中毒、新生儿溶血性疾病、输血后紫癜、自身免疫性血友病甲等。

2. **作为辅助疗法的疾病或综合征**　以下疾病的重症患者可考虑应用该疗法,包括急进性肾小球肾炎、系统性小血管炎、累及肾脏的多发性骨髓瘤、高 γ-球蛋白血症、累及肾脏的轻链沉积病、复发的局灶节段性肾小球硬化症、系统性红斑狼疮(尤其是狼疮性脑病)、难治性类风湿关节炎、系统性硬化症、抗磷脂抗体综合征、Lambert-Eaton 肌无力综合征、多发性硬化病、重症肝炎、手术后肝功能衰竭、急性肝功能衰竭、肝性脑病、胆汁淤积性肝病、高胆红素血症、重度血型不合的妊娠、器官移植前去除抗体(ABO 血型不兼容移植、免疫高致敏受者移植等)、器官移植后排斥反应、水疱性皮肤病、天疱疮、类天疱疮、中毒性表皮坏死松解症、坏疽性脓皮病、浸润性突眼等自身免疫性甲状腺疾病、多脏器衰竭等。

3. 一级膜血浆分离法　主要适用于重症肝炎、严重的肝功能不全、血栓性血小板减少性紫癜、溶血性尿毒性综合征、多发性骨髓瘤、手术后肝功能不全、急性炎症性脱髓鞘性多发性神经病、系统性硬化病、与蛋白结合的毒物中毒、药物过量(如洋地黄中毒等)等疾病的重症患者。

4. 二级膜血浆分离法　主要适用于多发性骨髓瘤、原发性巨球蛋白血症、家族性高胆固醇血症、难治性类风湿关节炎、系统性红斑狼疮、移植前后的抗体去除、重症肌无力、系统性硬化病、炎症性脱髓鞘性多发性神经病等疾病的重症患者。

5. 冷却滤过法　主要适用于慢性类风湿关节炎、冷球蛋白血症、系统性红斑狼疮等疾病的重症患者。

【相对禁忌证】

1. 严重活动性出血或 DIC。

2. 对血浆、人血白蛋白等有严重过敏史者。

3. 严重低血压或休克等全身循环衰竭。

4. 非稳定期的心、脑梗死患者。

5. 重度脑水肿伴有脑疝等濒危症状。

【操作方法】

1. 血管通路　血流量充分并易于控制的血管通路是成功完成血浆置换的先决条件。目前多选择中心静脉留置导管,也可以选择动脉直接穿刺、静脉穿刺以及动静脉内瘘。

2. 血浆容量(plasma volume,PV)的估算　可按下面的公式来估测人体的血浆容量。

$$PV=(1-Hct)(b+cW)$$

Hct 为血细胞比容;W 为体重(kg);b 为常数,男性为 1 530,女性为 864;c 为常数,男性为 41,女性为 47.2。

一般而言,血细胞比容正常(0.45),则血浆容量大约为 40ml/kg。这样对于一个 70kg 体重的人,PV 应当是 $70×40=2 800ml$。血细胞比容较低的患者 PV 将会高一些,这是因为其血容量并不和血细胞比容成比例地减少。

3. 置换的剂量和频度　单次置换量为总血浆量的 1～2 倍效果较好。一般每次血浆置换量为 2～4L。置换频度可根据病情、治疗效果、需去除致病物质在血浆中的浓度等因素综合判定。

4. 补充液的种类　包括晶体液和胶体液。晶体液为生理盐水、葡萄糖生理盐水、林格液,用于补充血浆中各种电解质的丢失。晶体液的补充一般为丢失血浆的1/3~1/2,为500~1 000ml。胶体液包括血浆代用品及血浆制品,血浆代用品包括中分子右旋糖酐、低分子右旋糖酐、羟乙基淀粉,补充量为弃去血浆量的1/3~1/2;血浆制品有5%白蛋白溶液和新鲜冷冻血浆。一般含有血浆或血浆白蛋白成分占补充置换液的30%~50%。原则上补充置换液时采用先晶体后胶体的顺序,即先补充电解质溶液或血浆代用品,再补充血浆、血浆和(或)白蛋白溶液。目的是使补充的蛋白质尽可能少丢失。置换液的补充原则如下:与去除血浆量进行等量置换,以保持血浆胶体渗透压正常,维持水电解质平衡,适当补充凝血因子和免疫球蛋白,减少病毒污染的机会。

5. 抗凝药 根据患者病情选择普通肝素、低分子肝素作为抗凝药。血浆置换的抗凝药用量通常是血液透析患者用量的1.5~2倍。肝素首量0.5~1.0mg/kg,追加量8~12mg/h,低分子肝素首量约4 000U,激活凝血时间(ACT)在正常值的2~2.5倍。不同患者对抗凝药的敏感性和半衰期的变化很大,因此要个体化掌握剂量,根据凝血状态来调整。有出血倾向的患者,应适当减少抗凝药剂量,避免出血。

【操作程序】

1. 一级膜血浆分离法

(1)查对床号、姓名,向病人解释操作目的,以取得合作。

(2)签署治疗的知情同意书。

(3)准备血管通路。

(4)准备血浆分离器和管路。

(5)准备置换液。

(6)准备药品和抢救器材。

(7)开机,调试机器至准备状态,选择临床治疗方式为一级膜分离法,按照机器指令进行连接与操作。

(8)连接血浆分离器及管路,用4mg/dl肝素盐水1 000ml预冲分离器。

(9)将与除去血浆量等量的置换液连接到血管回路的补充液管路上。

(10)设定血浆置换参数,包括置换血浆目标量、温度、血浆分离流量/血流量的比率(FP/BP)不超过30%、返浆流量/血液分离流量的比率(RP/FP)一般为100%、肝素用量、静脉压、动脉压、跨膜压(50mmHg左右)、血浆分离器(根据滤器说明书设定)。

(11)建立血管通路。

(12)连接血管通路动脉端,将血液引入血浆分离器,推注适量肝素,分离血细胞与血浆,去除分离出来的血浆成分,将血细胞与置换液(除去血浆量等同量)一起经静脉端输回体内。

(13)严格掌握血流速度,通常血浆分离器的血流速为 80～150ml/min。

(14)血浆置换值达目标量后,停止血液泵,进入回收程序,分离动脉端,连接生理盐水。血泵速度不宜过快(30～50ml/min)。测血压并记录。

2.二级膜血浆分离法

(1)查对床号、姓名,向病人解释操作目的,以取得合作。

(2)签署治疗的知情同意书。

(3)准备血管通路。

(4)准备血浆分离器、管路和根据治疗目的选择血浆成分分离器。

(5)准备置换液。

(6)准备药品和抢救器材。

(7)开机,调试机器至准备状态,选择临床治疗方式为二级膜分离法,按照机器指令进行连接与操作。

(8)连接血浆分离器,血浆成分分离器及管路,用生理盐水 2 000ml 自动预冲排尽空气,最后用 4mg/dl 肝素盐水 1 000ml 预冲分离器。

(9)安装置换液,将选择的置换液连接到血管回路的补充液线上。

(10)设定各种报警及血浆置换的目标量等参数。包括置换血浆目标量,温度,血浆分离流量/血流量的比率(FP/BP)不超过 30%,弃浆量/分离血浆量(DP/FP)不超过 17%,返浆流量/血液分离流量的比率(RP/FP)一般为 100%,还有肝素用量、静脉压、动脉压、跨膜压(50mmHg 左右)、滤器压等(根据滤器说明书设定)。

(11)建立血管通路。

(12)连接血管通路,推注适量肝素,将血液引入血浆分离器,分离血细胞与血浆,将分离出来的血浆成分引入血浆成分分离器,然后将血细胞、净化的血浆和置换液一起经静脉端输回体内。

(13)严格掌握血流速度,通常流经血浆分离器的血流速为 80～150ml/min,流经血浆成分分离器的血流速为 30～40ml/min,每小时分离血浆 1 000ml 左右。

(14)血浆置换值达目标量后,停止血液泵,进入回收程序。分离动脉端,连接生理盐水。将体外循环血液及血浆以 30ml/min 的速度全部输回体内。测血压并记录。

【注意事项】

1.不同疾病应选用不同的血浆置换治疗方式、血浆分离器以及治疗剂量。

2.预冲分离器时注意不要用血管钳敲打排气,防止血浆分离器、血浆成分分离器破膜的发生,如发生破膜,应及时更换分离器。

3.观察血浆分离器有无凝血现象。

4. 严密观察病人生命体征变化,监测血压、脉搏、呼吸。

5. 严格掌握血浆出入量,防止低血压发生。

6. 观察病人穿刺部位有无渗血、血肿,有无寒战、发热等过敏反应,发生病情变化,及时处理(具体方法参见并发症及处理)。

【并发症及处理】

1. 血浆置换是一种比较安全的治疗方法,并发症主要分为以下三类。

(1)与血管通路相关:穿刺部位出血、血肿、血管通路及分离器凝血。

(2)与抗凝药相关:出血。

(3)与置换液有关:低血压、出血、水肿(血管内胶体渗透压下降)、血液成分(如血小板)丢失、过敏反应以及血制品潜在的感染等。

2. 血浆置换并发症的处理

(1)过敏反应:常源于血浆、白蛋白、药物以及管路溶出物质等诱发的过敏反应。临床主要表现为在治疗中或治疗后出现皮肤瘙痒、皮疹、畏寒、高热、呼吸急促、胸闷等,严重病例可出现休克及意识障碍。为预防过敏反应在血浆输入前,常规应用少量肾上腺皮质激素或异丙嗪等抗过敏药物。血浆置换过程中严密观察,连续进行血压及心电监护。轻度过敏反应可暂时减慢或停止血浆泵,给予肾上腺皮质激素、抗组胺药,稳定后继续治疗。重度过敏者应立即关闭血浆泵并吸氧,应用适量抗过敏药物。过敏性休克按照相关措施进行抢救。

(2)低血压:主要原因为置换与滤出速度不一,滤出过快,置换液补充过缓;体外循环预冲血量多;有效血容量减少;或疾病原因引起,如应用血制品引起过敏反应;补充晶体液时,血渗透压下降等。首先要注意血浆置换治疗中血浆交换应等量,即血浆出量应与置换液入量保持平衡,当患者血压下降时可先置入胶体,血压稳定时再置入晶体,避免血容量的波动。其次,要维持水、电解质的平衡,保持血浆胶体渗透压稳定。治疗过程中密切观察患者生命体征。出现头晕、出汗、恶心、脉搏快、血压下降时,立即补充白蛋白,加快输液速度,减慢血浆出量,延长血浆置换时间。

(3)低钙血症:由于新鲜血浆含有枸橼酸钠,输入新鲜血浆过多、过快容易导致低钙血症,患者可出现口麻、腿麻以及小腿肌肉抽搐等低钙血症表现,严重时发生心律失常。血浆置换最大血流速度不宜超过 150ml/min,血浆分离量/血流量的比率(FP/BP)不超过 30%,避免枸橼酸盐过多过快地进入人体引起血清游离钙急剧下降。治疗过程中严密观察患者有无低钙血症表现及血液生化改变,必要时应用适量的葡萄糖酸钙。

(4)出血:血浆置换过程中血小板破坏、抗凝药输注过多以及疾病本身可导致出血。治疗前应常规检测患者的凝血功能,根据情况确定抗凝药的剂量和用法。

治疗中严密观察皮肤及黏膜有无出血点。有出血倾向者,治疗结束时适当应用鱼精蛋白中和肝素,用无菌纱布加压包扎穿刺点,延长局部压迫时间。

(5)血浆分离器及管路堵塞:多数与开始循环时肝素应用量不足以及血流不畅、中断或流量过小相关,部分患者的高凝状态也是原因之一。治疗过程中尽量保证动脉端血流量以及血流的连续性,个体化合理应用抗凝药,严密观察跨膜压。若出现分离器或管路内凝血,应及时更换分离器及管路。

第15章 血浆吸附

血浆吸附疗法是指将血液引出体外后首先进入血浆分离器将血液中的有形成分(血细胞、血小板)和无形成分(血浆)分开。有形成分输回患者体内,血浆再进入吸附柱进行吸附,吸附后的血浆再回输至患者体内。常规全血吸附疗法由于血细胞和血小板直接进入吸附柱与吸附材料接触,对血细胞和血小板数量与功能的影响有时比较明显而常见。而血浆吸附由于血细胞、血小板不进入吸附柱,而是直接回流至患者体内,故血细胞尤其是血小板的损伤较全血吸附明显减少。

血浆吸附根据吸附剂的理化或生物特性分为不同的类型。目前,按照吸附剂的特性主要分为两大类,一类是分子筛吸附,即利用分子筛原理通过吸附剂携带的电荷和孔隙,非特异性地吸附在电荷和分子大小与之相对应的物质,如药用炭、树脂、碳化树脂和阳离子型吸附剂等;另一类是免疫吸附,即利用高度特异性的抗原－抗体反应或有特定物理化学亲和力的物质(配基)结合在吸附材料(载体)上,用于清除血浆中特定物质(配体)的治疗方法,如蛋白A吸附、脂蛋白吸附等。

【适应证】

1. 免疫相关性疾病 ①重症系统性红斑狼疮;②重症肌无力;③吉兰-巴雷综合征;④抗肾小球基底膜病(包括肺出血-肾炎综合征);⑤重症ANCA相关性血管炎;⑥免疫性肝病。

2. 血脂代谢紊乱 ①严重家族性高胆固醇血症、高三酰甘油血症;②脂蛋白性肾病;③严重的或药物治疗不能有效控制的高胆固醇血症、高三酰甘油血症。

3. 肝功能衰竭 ①重症肝炎;②严重肝功能衰竭尤其是合并高胆红素血症患者。

4. 器官移植排斥 ①肾移植和肝移植排斥反应;②PRA升高;③移植后超敏反应。

5. 重症药物或毒物的中毒 化学药物/毒物,生物毒素。对于高脂溶性而且易与蛋白结合的药物或毒物,可选择血浆灌流吸附,或与血液透析联合起来治疗效

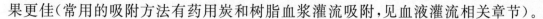

果更佳(常用的吸附方法有药用炭和树脂血浆灌流吸附,见血液灌流相关章节)。

6. 其他疾病 银屑病、慢性肾衰竭合并 β_2-MG 相关性腕管综合征、原发性血小板减少性紫癜、血栓性血小板减少性紫癜、冷球蛋白血症、类风湿关节炎、甲亢危象等。

【禁忌证】

1. 已知对血浆分离器、吸附柱或管路等材料有过敏反应者。

2. 不能耐受体外循环治疗者。

【操作方法】

血浆吸附疗法根据吸附剂的类型和治疗模式的不同有多种方法,血浆灌流是最早而广泛应用于临床的非特异吸附疗法。随着吸附技术的发展,新的吸附材料不断问世和吸附治疗模式的更新,又派生了蛋白 A 免疫吸附、脂蛋白吸附、内毒素吸附和血浆滤过吸附等多种吸附技术,广泛应用于风湿性免疫性疾病、神经代谢性疾病、重症感染性疾病和多脏器功能障碍综合征(MODS)等疾病。血浆吸附操作程序及相关耗材选择和使用的原则建议按血浆吸附仪和吸附柱生产厂商的要求和操作程序进行。下面简述常见的几种血浆吸附技术和治疗方法。

1. 免疫吸附(immunoadsorption,IA)疗法 免疫吸附疗法通过体外循环,以抗原-抗体或某些具有特定物理化学亲和力的物质作为配基与载体结合,制成吸附柱,利用其特异吸附性能,选择性或特异性地清除血液中致病物质,从而达到净化血液,缓解病情的目的。免疫吸附通常分 5 种类型:抗原抗体结合型、补体结合型、Fc 结合型、静电结合型和疏水结合型。常用的载体有琼脂、糖凝胶、丙烯酰胺凝胶、羟基乙基丙烯酰胺凝胶、药用炭等。免疫吸附具有高度选择性和特异性,能清除循环中的自身抗体、循环免疫复合物和炎症因子,并能清除凝血因子及其他影响血流动力学的致病介质,还能调节免疫功能,对缓解一些活动期免疫性疾病的临床症状有一定的作用。

免疫吸附疗法的不良反应相对较少,80%以上的并发症与血管穿刺相关,抗凝药引起的出血少见,少数可有恶心、皮疹等反应。由于免疫吸附治疗的患者大多必须与免疫抑制药联合应用,才能更好地控制一些自身免疫性疾病活动期对组织器官的损害,使患者安全地度过危险期,而经过免疫吸附治疗后患者多伴有免疫球蛋白的缺乏,故感染的发生率增高。免疫吸附最常见的代表是蛋白 A 免疫吸附、脂蛋白吸附等。

(1)蛋白 A(protein A)吸附疗法:蛋白 A 是某些金黄色葡萄球菌株细胞壁的一种蛋白成分,蛋白 A 可与血浆中的致病性抗体,特别是 IgG 型抗体结合,这是一种可逆性、pH 敏感的结合。当 pH 降至 2.3~2.5 时,蛋白 A 与所结合的抗体解离,抗体被洗脱清除;当 pH 恢复到 7.0 时,蛋白 A 又恢复吸附能力。这样可以不断通过调节基质的 pH 重复循环吸附抗体,从而达到治疗目的。蛋白 A 吸附系统主要由血浆分离装置和免疫吸附装置组成,利用血泵将血液引出体外,通过血浆分离装置分离血浆,并将血浆送入免疫吸附装置,免疫吸附过程依次按预冲、吸附、洗脱、平衡等顺序完成一个治疗循环。蛋白 A 吸附通常需要两个吸附柱交替进行,一个吸附柱吸附治疗时,另一个吸附柱自动洗脱再生。两个吸附柱的不断循环,经过多个治疗循环后达到治疗剂量。

(2)血脂吸附疗法:目前血脂的分离技术主要有以下几种,其中包括肝素介导的体外低密度脂蛋白及纤维蛋白原沉淀系统(HELP)、糖酰脂纤维素吸附法(dextrin sulfate coupled to cellulose beads,DSC)和免疫吸附(包裹有抗 Apo-B 抗体的吸附柱)。这些方法可以直接将低密度脂蛋白(LDL)和 Lp(a)从血浆中清除出去。其中,HELP 是利用在酸性 pH(pH 5.2)条件下,肝素与低密度脂蛋白及纤维蛋白原形成沉淀而经滤器清除出体外。DSC 是利用带负电荷的聚丙烯与带正电荷的 LDL 和 Lp(a)相互作用,从而将血浆脂蛋白直接清除出去。脂蛋白免疫吸附则是将抗脂蛋白 B100 抗体耦合在琼脂上,通过抗原抗体反应结合 LDL,该方法使得血脂的清除更为有效和特异。

(3)内毒素吸附疗法:内毒素(LPS)已被认为是脓毒血症及感染性多脏器衰竭的重要致病因素。内毒素是大分子脂多糖物质,类脂质 A 是 LPS 的生物活性成分。由于多黏菌素 B 纤维柱(PMX-F)与 LPS 的脂质 A 有很强的亲和力,故能特异性结合吸附内毒素,从而降低血浆中内毒素水平,并且降低由 LPS 介导的细胞因子(TNF-α、IL-1)的释放。此外,PMX-F 的安全性和生物相容性较好。目前,临床应用于全身性重症感染患者的治疗。符合以下 3 条标准的患者即可实施该治疗,包括:① 内毒素血症或怀疑为革兰阴性杆菌感染;② 临床表现为全身炎症反应综合征(SIRS);③ 感染性休克需要血管活性药物支持。

(4)其他内毒素吸附技术:①微粒解毒系统(microphere-based detoxification system,MDS)是一种对流的血液净化系统。血液经血浆分离器分离血浆成分后,血浆进入一密闭的二次循环系统,通过高速离心泵和微球颗粒吸附后从滤器的另一端回输入血,微球吸附剂通过改变其携带吸附剂的不同达到不同的清除效果。②Lixelle 纤维柱可特异性地吸附 β_2-微球蛋白和内毒素,故可用于 β_2-微球蛋白相关性淀粉样变和脓毒血症患者。

2. 血浆灌流吸附疗法　主要用于清除尿毒症中分子毒素(如 β_2-MG 等)、药物和毒物。其操作方法比较简单,需要一部体外循环机器,首先用膜式血浆分离器制备血浆,然后将血浆经过吸附柱吸附后再回流至患者体内。临床常用的吸附剂有药用炭和树脂两种。药用炭和树脂对中小分子物质(分子量<5 000 道尔顿)和与蛋白结合物质的吸附能力较强,但是由于药用炭直接与全血细胞接触会发生凝

血和生物不相容性反应,故通常用生物材料包裹。目前新的合成聚合材料有很强的吸附能力,其吸附分子量不受材料本身的影响,仅受材料表面包裹层孔径和结构的影响。

3. 血浆滤过吸附　配对血浆滤过吸附(coupled plasma filtration adsorption,CPFA)是指全血先由血浆分离器分离出血浆,血浆经吸附剂吸附后与血细胞混合,再经血液滤过或血液透析后回输到体内。CPFA 具有溶质筛选系数高、生物兼容性好、兼有清除细胞因子和调整内环境功能等特点,因此 CPFA 主要是用于非选择性清除血液透析、血液滤过等血液净化治疗不能清除的中大分子物质。目前已广泛应用于急性肾衰竭、败血症等重症感染患者以及 ICU 的非肾性急重症患者等。CPFA 需要血浆分离器、吸附柱和血滤器三种。治疗是将血浆分离、血浆吸附和血液透析(或血液滤过)联合在一起。故 CPFA 集合了血浆吸附和血液透析滤过的优势,既可以用血液透析清除小分子物质,又可以用血浆吸附清除大中分子物质,目前主要应用于危重症感染患者,吸附主要用树脂吸附。

【操作程序】

由于血浆吸附疗法存在不同的吸附剂类型、不同的治疗模式和不同的体外循环机器,其操作程序也有不同,故治疗前一般要求参照不同治疗模式、不同吸附柱和机器操作的相关说明书进行。

1. 治疗前准备

(1)整体评估:首先要从病人的疾病、血液净化中心具有的技术条件和效价成本分析,来决定患者治疗的方法或模式。然后要了解患者的病情、生命体征(血压、脉搏、呼吸、体温)、意识状态、心理状态、对治疗的认知和配合程度。

(2)血管通路情况:尽量建立有效的血管通路。

(3)了解血浆吸附机器的各项功能和参数指标。

(4)确定治疗模式和制订治疗方案。

(5)准备物品:无菌静脉穿刺包、血浆分离器、吸附柱、血滤器、循环管路、0.9%生理盐水 2 000～5 000ml、5%葡萄糖溶液 500ml、肝素注射液 200～300mg。血浆吸附机器应至少要有 3 个循环血泵才能有效操作。

2. 治疗过程

(1)正确无菌安装血浆分离器、吸附柱和血透器,并正确安装管路。安装后复查一次。

(2)预冲方法:不同的吸附柱有不同的预冲方法,建议根据吸附仪的操作程序,并按照吸附柱的产品说明书要求进行预冲。

(3)抗凝的方法:通常采用全身肝素化抗凝的方法进行,治疗前血路和吸附柱应用肝素预冲,肝素化 10min 后才开始引血治疗,吸附治疗结束前 30min 停止用肝素。因个体对肝素的敏感性及肝素的效价差异较大,为了不发生凝血,最好根据凝血时间调节肝素用量,使体外循环 ACT 或 APTT 保持在正常值的 150% ～ 200%。冬季室温过低时应对血路管路适当保温,以防凝血。如使用低分子肝素,可用首剂 6 000～8 000 抗 XaIU,治疗过程中可根据体外循环的情况,适当增加剂量。但免疫吸附治疗时考虑到吸附剂对低分子肝素的吸附作用,一般不推荐用低分子肝素。

(4)吸附治疗处方:初始时全血流量从 50 ml/min 逐渐增加至 100～150 ml/min,经膜式血浆分离器行血浆分离,分离的血浆再以 25～50ml/min 血浆流量经血浆吸附柱吸附,吸附后回血体内。血浆吸附的治疗剂量相对血浆置换要大些。一般单次吸附治疗的剂量为 2～3 个血浆容量,治疗持续时间为 2～3h 为宜。若有必要可更换一只吸附柱继续吸附,或定时、定期再进行吸附,具体疗程可根据患者的疗效、抗体水平或免疫球蛋白水平来决定。

血浆容量的计算公式:血浆容量(PV)ml＝(b+cW)×(1－Hct),其中 Hct 为血细胞比容,W 为干体重,b(常数):男性＝1 530、女性＝864;c(常数):男性＝41,女性＝47.2。

但是,血浆吸附每种治疗模式的血浆容量是不同的,因此,要根据治疗模式、吸附柱类型、患者疾病分类和病情进展情况而定。

(5)治疗过程监护

①检测各种治疗参数和病人生命体征,观察病情的变化尤其是对吸附柱和管路的过敏反应等。

②避免管路弯曲,保持充足的血流量和通畅的静脉回路。

③监测各项压力,包括静脉压、动脉压和跨膜压,压力明显增高时予生理盐水 50～100ml 冲洗分离器,防止发生溶血及破膜。

④发生低血压时给予 0.9% 生理盐水冲洗管路或从静脉壶给予 50% 葡萄糖溶液或 20% 白蛋白注射液。

⑤出现轻度过敏反应者给予抗过敏治疗(如异丙嗪 25mg 肌内注射,或地塞米松 5～10mg 肌内注射),严重过敏反应者或严重溶血者要停止吸附治疗并相应处理,而且尽量不要回血至患者体内。

3.治疗结束后

(1)达到治疗量,将血流调到 100ml/min,逐渐减慢血流速度,缓慢回血入患者体内。

(2)肝素液封管,消毒、包扎固定好深静脉穿刺管。

(3)肝素化患者如有出血倾向,灌流结束时可用鱼精蛋白中和肝素,肝素与鱼精蛋白用量是 1:1～1:1.25。

【注意事项】

1. 血浆吸附前一定要做血常规、出凝血功能等相关检查。

2. 血浆吸附时应严格遵守无菌操作原则,以防污染,尤其是穿刺和管路连接时。

3. 尽量准备中心静脉置管,正确安装血浆分离器、吸附柱和管路并复查。

4. 正确预冲洗;预冲和排气时禁用止血钳等金属硬物敲打血浆分离器和吸附柱,以防损坏。预冲的葡萄糖和生理盐水要充分,免疫吸附需要更多的生理盐水预冲,严禁将高浓度的肝素盐水输入患者体内。

5. 治疗过程中密切观察患者血压、脉搏、体温、呼吸等生命体征以及患者治疗过程中的反应,并根据各种情况调整治疗方法。如低血压、过敏反应、溶血、凝血、肌肉痉挛、空气栓塞、失衡综合征。

6. 治疗过程监护:确保静脉回路通畅,防止静脉压高引起分离器破膜;跨膜压(TMP)过高时每次可给予 0.9% 的生理盐水 100ml 冲洗血浆分离器,或追加肝素。

7. 抗凝药的应用个体差异较大,应根据激活凝血时间(ACT)、活化部分凝血活酶时间(APTT)来调节。

8. 回血时密切观察循环管路,尤其是用空气回血,以防空气进入患者体内。

第 16 章　连续性肾脏替代治疗

连续性肾脏替代治疗（continuous renal replacement therapy，CRRT），是所有连续、缓慢清除水分和溶质的治疗方式总称，已成为各种危重病救治中的重要支持手段。

【治疗模式】

1. 连续性动脉-静脉血液滤过（continuous arterial-venous hemofiltration，CAVH）。

2. 连续性静脉-静脉血液滤过（continuous veno-venous hemofiltration，CVVH）。

3. 连续性动脉-静脉血液透析（continuous arterial-venous hemodialysis，CAVHD）。

4. 连续性静脉-静脉血液透析（continuous veno venous hemodialysis，CVVHD）。

5. 连续性动脉-静脉血液透析滤过（continuous arterial-venous hemodiafiltration，CAVHDF）。

6. 连续性静脉-静脉血液透析滤过（continuous veno-venous hemodiafiltration，CVVHDF）。

7. 缓慢连续性超滤（slow continuous ultrafiltration，SCUF）。

8. 连续性高通量透析（continuous high flux dialysis，CHFD）。

9. 高容量血液滤过（high volume hemofiltration，HVHF）。

10. 连续性血浆滤过吸附（continuous plasma filtration absorption，CPFA）。

【适应证】

1. 肾性疾病

（1）重症急性肾损伤（AKI）：伴血流动力学不稳定和需要持续清除过多水或毒性物质，如 AKI 合并严重电解质紊乱、酸碱代谢失衡、脑水肿、心力衰竭、肺水肿、急性呼吸窘迫综合征（ARDS）、严重感染等。

(2)慢性肾衰竭(CRF)：合并急性肺水肿、尿毒症脑病、心力衰竭、血流动力学不稳定等。

2. **非肾性疾病**　包括多器官功能障碍综合征(MODS)、脓毒血症或败血症性休克、急性呼吸窘迫综合征(ARDS)、挤压综合征、乳酸酸中毒、急性重症胰腺炎、心肺体外循环手术、慢性心力衰竭、肝性脑病、药物或毒物中毒、严重液体潴留、需要大量补液和营养支持、电解质和酸碱代谢紊乱、肿瘤溶解综合征、严重高热等。

【禁忌证】

无法建立合适的血管通路。

【相对禁忌证】

严重的凝血功能障碍和活动性出血。

【操作方法及程序】

1. **血管通路**　建立和维持一个良好的血管通路是保证 CRRT 顺利进行的基本条件。

(1)临时导管：常用的有颈内、锁骨下及股静脉双腔留置导管，右侧颈内静脉插管为首选，置管时应严格无菌操作。

(2)长期导管：一般较少用，急性重症患者若预计治疗时间较长者可使用长期导管，首选右颈内静脉。

2. **治疗模式选择**　临床上应根据病情严重程度以及不同病因选用相应的 CRRT 模式及设定参数。常用 CRRT 模式比较见表 16-1。SCUF 用于清除过多液体为主的治疗；高分解代谢需要清除大量小分子溶质的患者，可选择 CVVH、CVVHD、CVVHDF 及 CHFD，这四者在小分子溶质清除率方面无本质区别。对于合并脓毒症患者，则需选择 CVVH 或 CVVHDF 模式，以利炎症介质的清除，而 CPFA 只能清除内毒素及炎症介质，无法清除小分子尿毒症毒素。

表 16-1　CRRT 常用治疗模式参数的比较

	SCUF	CVVH	CVVHD	CVVHDF
血流量(ml/min)	50～200	50～300	50～300	50～300
透析液流量(ml/min)	—	—	10～20	10～20
清除率(L/24h)		12～36	14～36	20～40
超滤率(ml/min)	2～5	8～25	2～4	8～12
中分子清除力	＋	╫	—	╫
血滤器/透析器	高通量	高通量	高或低通量	高通量
置换液	对流(少量)	需要	无	需要
溶质转运主要方式	无	对流	弥散	对流＋弥散
清除的主要物质	用于清除液体	清除中小分子物质	清除小分子物质	清除中小分子物质

3. **血滤器** CRRT 治疗通常采用高通量滤器，CVVHD 时可选用低通量滤器。

4. **透析液和置换液** CRRT 治疗中透析液与置换液的要求及配制大致相同，本部分以置换液为代表来阐述。

(1)置换液配方(表 16-2)：置换液电解质成分及浓度原则上应接近人体细胞外液成分，根据需要调节钠和碱基浓度。碱基常用碳酸氢盐或乳酸盐，但 MODS 及脓毒症伴乳酸酸中毒或合并肝功能障碍者不宜用乳酸盐。采用枸橼酸盐抗凝时，要配制无钙、无镁置换液，同时适当降低钠及碱基浓度。

糖浓度通常为 $1\sim2$ g/L，高糖液体可能引起高血糖症，不建议使用。

表 16-2　常用液体配方

名　称	组　成
林格乳酸盐溶液	含钠 135 mmol/L，乳酸盐 25 mmol/L，钙 $1.5\sim3.0$ mmol/L。可根据需要，另外补充磷、镁和钾离子、糖及碱基
Kaplan 配方	第一组为等渗盐水 1 000 ml＋10％氯化钙 10 ml
	第二组为 0.45％盐水 1 000 ml＋5％$NaHCO_3$ 84 mmol(50mmol)交替输入，同时根据需要，补充磷、镁和钾离子、糖及碱基
Port 配方[1]	第一组为等渗盐水 1 000 ml＋10％氯化钙 10 ml
	第二组为等渗盐水 1 000 ml＋50％硫酸镁 1.6 ml
	第三组为等渗盐水 1 000 ml
	第四组为 5％葡萄糖溶液 1 000 ml＋5％$NaHCO_3$ 250 ml(最终离子浓度，Na^+:143 mmol/L，Cl^-:116 mmoL/L，HCO_3^-:34.9 mmol/L，Ca^{2+}:2.07 mmol/L，Mg^{2+}:1.56 mmol/L，葡萄糖 65.35mmol/L)
	根据需要加入 10％KCl
连机(on-line)生产置换液	联机血液透析滤过机自动调配产生置换液[2]
其他配方	
单袋装[3]	1L 0.45％盐水，加入 35ml 8.4％$NaHCO_3$（35mmol）、10ml 23％ NaCl（40mmol）、2ml 10％ $CaCl_2$(1.4mmol)
双袋装[4]	A 袋：1 L 生理盐水加入 5ml 10％ $CaCl_2$(3.5 mmol)
	B 袋：1 L 0.45％盐水加入 75ml 8.4％$NaHCO_3$（75mmol）

1. 此配方含钠量较高，是考虑到全静脉营养液中钠离子含量偏低的缘故。必要时将 1 000 ml 等渗盐水换成 0.45％盐水，钠可降低 19 mmol/L

2. 采用 3 L 深静脉营养袋装配置换液，制备时注意无菌操作，现配现用

3. 可以用作透析液或置换液

4. 只能用作置换液，而且需要交替使用，避免两种液体混合，否则产生碳酸钙沉淀

使用上述配方置换液时，需了解各种配方的缺陷。

市售配制好的无菌透析液为 2.5L 或 5L 一袋包装，常见的有乳酸林格液、

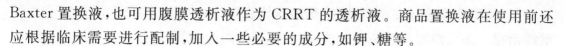

Baxter 置换液,也可用腹膜透析液作为 CRRT 的透析液。商品置换液在使用前还应根据临床需要进行配制,加入一些必要的成分,如钾、糖等。

(2)前稀释与后稀释模式:对于 CVVH 和 CVVHDF 模式,置换液既可以从血滤器前的动脉管路(前稀释)输入,也可从血滤器后的静脉管路(后稀释)输入,标准方法为后稀释法。后稀释法节省置换液用量、清除效率高,但容易凝血,因此超滤速度不能超过血流速度的 20%～25%。前稀释法具有使用肝素量少、不易凝血、滤器使用时间长等优点;不足之处是进入血滤器的血液已被置换液稀释,清除效率降低,适用于每日清除液体超过 25L 或基础血黏度相对较高(血细胞比容>35%)时。

(3)透析液/置换液温度:在温度较低的环境中补充大量未经加温的置换液可能导致不良反应。应注意患者的保暖和置换液/透析液加温,目前所有 CRRT 机器都配有置换液和透析液加温装置,可供选用。一般情况下调节透析液/置换液温度不低于 35℃。

5.治疗剂量　治疗剂量分为低容量(<20ml/kg·h),标准容量(20～35ml/kg·h),高容量(36～50ml/kg·h),超高容量(>50ml/kg·h)。一般情况下采用标准容量治疗,在脓毒症、SIRS、MODS 等以清除炎症介质为主的情况下,提倡采用高容量或超高容量治疗。

6.抗凝　抗凝应个体化,详见血液净化抗凝章节。

7.药物剂量的调整　以肝脏代谢为主及蛋白质结合率高的药物,CRRT 治疗时不需考虑剂量调整;以肾脏清除为主,蛋白质结合率低,水溶性药物,CRRT 时需结合肾脏清除率及 CRRT 清除率,适当调整药物剂量。

8.操作规范(以 CVVHDF 模式,肝素抗凝为例)

(1)治疗前准备:①准备置换液、生理盐水、肝素溶液、空针、消毒液、无菌纱布及棉签等物品;②操作者按卫生学要求着装,然后洗手,戴帽子、口罩、手套;③检查并连接电源,打开机器电源开关;④根据机器显示屏提示步骤,逐步安装 CRRT 血滤器及管路,安放置换液袋,连接置换液、生理盐水预冲液、抗凝用肝素溶液及废液袋,打开各管路夹;⑤进行管路预冲及机器自检,如未通过自检应通知技术人员对 CRRT 机进行检修;⑥CRRT 机自检通过后,检查显示是否正常,发现问题及时对其进行调整。关闭动脉夹和静脉夹。

(2)治疗开始:①设置血流量、置换液流速、透析液流速、超滤液流速及肝素输注速度等参数,此时血流量设置在 100ml/min 以下为宜;②打开患者留置导管封帽,用消毒液消毒导管口,抽出导管内封管溶液并注入生理盐水冲洗管内血液,确认导管通畅后从静脉端给予负荷剂量肝素;③将管路动脉端与导管动脉端连接,打开管路动脉夹及静脉夹,按治疗键,CRRT 机开始运转,放出适量管路预冲液后停止血泵,关闭管路静脉夹,将管路静脉端与导管静脉端连接后,打开夹子,开启血泵继续治疗。如无需放出管路预冲液,则在连接管路与导管时,将动脉端及静脉端一同接好,打开夹子进行治疗即可。用止血钳固定好管路,治疗巾遮盖好留置导管连接处;④逐步调整血流量等参数至目标治疗量,查看机器各监测系统处于监测状态,整理用物。

(3)治疗过程中的监护:①检查管路是否紧密、牢固连接,管路上各夹子松开,回路各开口关/开到位;②机器是否处于正常状态:绿灯亮,显示屏开始显示治疗量;③核对病人治疗参数设定是否正确,准确执行医嘱;④专人床旁监测,观察患者状态及管路凝血情况,心电监护,每小时记录一次治疗参数及治疗量,核实是否与医嘱一致;⑤根据机器提示,及时补充肝素溶液、倒空废液袋、更换管路及透析器;⑥发生报警时,迅速根据机器提示进行操作,解除报警。如报警无法解除且血泵停止运转,则立即停止治疗,手动回血,并速请维修人员到场处理。

(4)治疗结束:①需要结束治疗时,准备生理盐水、消毒液、无菌纱布、棉签等物品;②按结束治疗键,停血泵,关闭管路及留置导管动脉夹,分离管路动脉端与留置导管动脉端,将管路动脉端与生理盐水连接,将血流速减至 $100ml/min$ 以下,开启血泵回血;③回血完毕停止血泵,关闭管路及留置导管静脉夹,分离管路静脉端与留置导管静脉端;④消毒留置导管管口,生理盐水冲洗留置导管管腔,根据管腔容量封管,包扎固定;⑤根据机器提示步骤,卸下透析器、管路及各液体袋。关闭电源,擦净机器,推至保管室内待用。

【注意事项】

1. CRRT 治疗过程中可能出现一些严重并发症,如低血压、管路凝血、过敏、空气栓塞等,应加以警惕。

2. CRRT 治疗时使用的透析液和置换液应确保严格无菌,若治疗过程中患者出现肌颤抖、畏寒等症状,需立即更换置换液,并对剩余的置换液进行细菌学和内毒素检查,以排除置换液的热原反应。

3. 枸橼酸根进入体内主要在肝脏、肌肉等代谢,肝功能不全患者使用枸橼酸盐抗凝剂量需根据监测结果调整。在低氧血症及循环衰竭情况下,细胞有氧代谢受限时,不宜使用枸橼酸盐抗凝。

4. 当滤器滤过率下降 50% 以上,无其他临床或技术性原因时,应考虑弃用,并按治疗要求更换新的滤器。

5. 血滤器凝血(或管路凝血)的判定:目前临床上采用的 CRRT 机器一般具有很好的监测与报警功能,只要根据机器的报警提示,就可以判断滤器或管路有无凝血。另外在临床观察时,下列情况有助于判断滤器有无凝血:①血压正常,超滤率减少,如果少于 $150\sim200\ ml/h$,应该考虑滤器凝血;②计算滤液尿素氮/血尿素氮比值,如果比值小于 0.6,判定凝血;③体外循环部分,尤其是滤器的血液颜色变暗;④静脉回路的血液温度降低;⑤体外循环部分可见到血液红细胞和血浆分离。

6. 应酌情补充丢失的营养物质和治疗药物。

7. 应参照说明书使用连续性血液净化机器。

第 17 章　透析器的复用

【适应证】

除存在禁忌证的血液透析患者均可以复用透析器。但是应该强调的是：

1. 复用的透析器必须是依法批准的有明确标识的可重复使用的血液透析器。

2. 由具有复用及相关医学知识的主管血液透析的医师决定复用血液透析器，医疗单位应对规范复用血液透析器负责。

3. 复用前应向患者或其委托人说明复用的意义及可能遇到的不可预知的危害，可选择是否复用并签署知情同意书。

【禁忌证】

根据 2005 年卫生部委托中华医学会制定的"血液透析器复用操作规范"：

1. 乙型肝炎病毒标志物阳性的患者不能复用透析器。

2. 艾滋病病毒携带者或艾滋病患者不能复用透析器。

3. 其他可能通过血液传播的传染病患者不能复用透析器。

4. 对复用过程所使用的消毒剂过敏的患者不能复用透析器。

根据 KDIGO 在 2008 年发布的关于丙型肝炎预防、诊断、评价及治疗的指南建议，对于丙肝病毒感染病人尽可能不复用透析器，在无法避免透析器复用的单位，必须在严格遵循并执行感染控制程序的基础上，才可以复用透析器。

【操作方法及程序】

1. 血液透析器半自动复用程序

(1)首次复用前贴上血液透析器复用标签。

(2)使用反渗水冲洗血液透析器血室 8～10min，冲洗中可间断夹闭透析液出口。

(3)肉眼观察血液透析器有无严重凝血纤维，若凝血纤维超过 15 个或血液透析器头部存在凝血块，或血液透析器外壳、血液出入口和透析液出入口有裂隙，则该血液透析器应废弃。

(4)标记血液透析器复用次数及复用日期。

(5)冲洗:①血液透析器动脉端朝下;②由动脉至静脉方向,以 1.5~2.0 kg/m^2(或 3~4 L/min)压力的反渗水冲洗血室;③透析液侧注满水,不要有气泡,夹闭透析液出路 15min;④放开透析液出口,同时以 2.0 kg/m^2 压力的反渗水冲洗血室 2min,此期间短时夹闭血室出路 3 次;⑤重复过程③及④共 4 次,每次变换透析液侧的注水方向。

(6)清洁(血液透析器如无凝血,可省略此步骤):根据透析膜性质选用不同的清洁剂。可选用 1% 次氯酸钠(清洁时间应<2min)、3% 过氧化氢或 2.5% Renalin。清洁液充满血液透析器血室,然后用反渗水冲洗。

(7)检测。①血液透析器整体纤维容积(total cell volume,TCV)检测:应大于或等于初始 TCV 的 80%;②压力检测:血室 250mmHg 正压,等待 30s,压力下降应<0.83mmHg/s;对高通量膜,压力下降应<1.25mmHg/s。

(8)消毒:①常用消毒剂有过氧乙酸、甲醛溶液等;②将消毒液灌入血液透析器血室和透析液室,至少应有 3 个血室容量的消毒液经过血液透析器,以保证消毒液不被水稀释,并能维持原有浓度的 90% 以上,血液透析器血液出入口和透析液出入口均应消毒,然后盖上新的或已消毒的盖。

常用消毒剂的使用要求见表 17-1,其使用方法建议按血液透析器产品说明书上推荐的方式进行。

表 17-1　常用消毒剂的使用要求

消毒剂	浓度(%)	最短消毒时间及温度*	消毒有效期(天)**
甲醛	4	24h,20℃	7
过氧乙酸	0.25~0.5	6h,20℃	3
Renalin	3.5	11h,20℃	14~30

＊．复用的血液透析器使用前必须经过最短消毒时间消毒后方可使用;

＊＊．超过表中所列时间,血液透析器必须重新消毒方可使用

2. 血液透析器全自动复用程序

(1)结束血液透析,首次复用前贴上血液透析器复用标签。

(2)用生理盐水 500ml 冲洗血液透析器血室,夹闭血液透析器动脉及静脉端,关闭透析液出口,开始自动复用程序(如复用程序不能立即进行,应将血液透析器进行冷藏)。

(3)自动清洗:①将血液透析器血室及透析液室出口分别连接于机器上;②使用清洗液冲洗血室一侧(从动脉到静脉);③反超滤冲洗透析膜;④冲洗透析液室部分;⑤再次冲洗血室部分(分别从动脉到静脉及从静脉到动脉,共 2 次)。

(4)自动检测:血液透析器 TCV 检测及压力检测,复用标准同前。

（5）自动消毒：①用消毒液冲洗透析液室部分；②用消毒液冲洗血室部分；③将消毒液充满透析液室；④将消毒液充满血室；⑤准备下一次透析。

【并发症及处理】

1. 透析器反应　病人出现发热和寒战，或程度轻重不等的过敏反应，常发生在透析开始时，应检测透析液及透析用水的内毒素含量及复用消毒液残余量。当透析开始时病人出现血管通路侧上肢疼痛，应分析是否由于复用透析器中残余的消毒液引起。若怀疑是残余消毒剂引起的反应，应重新评估冲洗程序并检测消毒剂残余量。

2. 透析器效能（通过尿素清除率测定）及实际透析剂量下降　应该定期监测透析器效能，确保实际的透析效率不得低于使用新透析器的90%，如果患者出现临床状况恶化，包括进行性或难以解释的血清肌酐水平升高，尿素下降率（URR）或 Kt/V（K 为透析器尿素清除率；t 为透析时间；V 为体内尿素分布容积）降低，应检查复用程序。

3. 增加的交叉感染危险　主要是经血源感染的疾病传播的危险。应该定期对血液透析患者进行有关传染性疾病包括乙肝、丙肝、艾滋病等感染指标的检测，严格执行感染控制措施。

【注意事项】

1. 每个血液透析单位须设立血液透析器复用手册，内容包括有关规定、复用程序和复用设备说明等。进行复用记录：包括患者姓名、性别、病案号、血液透析器型号、每次复用的日期和时间、复用次数、复用工作人员的签名或编号以及血液透析器功能和安全性测试结果。并记录有关复用的事件，包括血液透析器失效的原因及不良反应。

2. 从事血液透析器复用的人员必须是护士、技术员或经过培训的专门人员。复用人员须经过充分的培训及继续教育，能理解复用的每个环节及意义，能够按照每个程序进行操作，并符合复用技术资格要求。设立培训资料档案：记录有关培训内容，包括题目、参加者姓名、培训的日期和时间以及考核结果。

3. 复用透析器应使用反渗水。供复用的反渗水必须符合水质的生物学标准，有一定的压力和流速，必须满足高峰运行状态下的设备用水要求。透析液细菌水平不得超过 200cfu/ml，内毒素含量不得超过 2eu/ml。细菌学检测应每个月 1 次，内毒素检测应每 3 个月 1 次。

4. 复用设备必须确保以下功能：使血液透析器处于反超状态能反复冲洗血室和透析液室；能完成血液透析器性能及膜的完整性试验。

5. 复用房间应保持清洁卫生，有通风排气设施，通风良好，排水能力充足。已处理的血液透析器应在指定区域内存放，应与待处理的血液透析器分开放置，以防

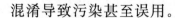

混淆导致污染甚至误用。

6. 透析结束后血液透析器应在清洁卫生的环境中运送,并立即处置。2h 内不准备处置的血液透析器可在冲洗后冷藏,但 24h 之内必须完成血液透析器的消毒和灭菌程序。

7. 每一位可能接触患者血液的工作人员均应采取预防感染措施。在复用过程中操作者应穿戴防护手套和防护衣,遵守感染控制预防标准,从事已知或可疑毒性或污染物溅洒的操作步骤时,应戴面罩及口罩。

8. 血液透析器复用只能用于同一患者,标签必须能够确认使用该血液透析器的患者,复用及透析后字迹应不受影响,血液透析器标签不应遮盖产品型号、批号、血液及透析液流向等相关信息。

9. 复用次数:应根据血液透析器 TCV、膜的完整性试验和外观检查来决定血液透析器可否复用,三项中有任何一项不符合要求,则废弃该血液透析器。根据中华医学会制定的《血液透析器复用操作规范》,采用半自动复用程序,低通量血液透析器复用次数应不超过 5 次,高通量血液透析器复用次数不超过 10 次。采用自动复用程序,低通量血液透析器推荐复用次数不超过 10 次,高通量血液透析器推荐复用次数不超过 20 次。

第18章 血液净化的抗凝方案

血液净化作为一种体外循环技术,大多数情况下需要抗凝治疗。血液净化抗凝治疗的目的在于:①维持血液在血管通路和透析器中的流动状态,保证血液净化的顺利实施;②避免体外循环凝血而引起的血液丢失;③预防因体外循环引起血液凝血活化所诱发的血栓栓塞性疾病;④防止体外循环过程中血液活化所诱发的炎症反应,提高血液净化的生物相容性。因此,合理选择血液透析的抗凝治疗方案,是提高血液透析治疗质量的重要环节。

【患者凝血状态的评估】

血液净化实施前正确评估患者的凝血状态,是制定合理抗凝方案的基础。

1. 评估患者临床上有无出血性疾病的发生和风险。

2. 评估患者临床上有无血栓栓塞性疾病的发生和风险。

3. 血液净化治疗前应根据医疗单位的条件检测凝血指标,如血小板数量、血浆部分活化凝血酶原时间、凝血酶原时间、国际标准化比值(INR)及血浆 D-双聚体等,正确分析患者的凝血状态。由于目前最常用的血液净化抗凝剂是普通肝素或低分子肝素,因此有条件的单位推荐检测患者血浆抗凝血酶Ⅲ活性,以明确是否适合应用普通肝素或低分子肝素。

【抗凝药物的选择原则】

临床上应用于血液净化的抗凝药物主要包括:①肝素和低分子肝素,用于增强血浆抗凝血酶Ⅲ活性;②阿加曲班等直接抑制凝血酶活性;③枸橼酸钠螯合血液中钙离子而阻断凝血反应;④抗血小板药物。在某些情况下也可以选择无抗凝药的透析方式。

1. 对于临床上没有出血性疾病的发生和风险,没有显著的脂代谢和骨代谢的异常,血浆抗凝血酶Ⅲ活性在50%以上,血小板数量、血浆部分活化凝血酶原时间、凝血酶原时间、国际标准化比值、D-双聚体正常或升高的患者,推荐选择普通肝素作为抗凝药物。

2. 对于临床上没有活动性出血性疾病,血浆抗凝血酶Ⅲ活性在50%以上,血小板数量基本正常,但脂代谢和骨代谢的异常程度较重,或血浆部分活化凝血酶原时间、凝血酶原时间和国际标准化比值轻度延长具有潜在出血风险的患者,推荐选择低分子肝素作为抗凝药物。

3. 对于临床上存在明确的活动性出血性疾病或明显的出血倾向,或血浆部分活化凝血酶原时间、凝血酶原时间和国际标准化比值明显延长的患者,推荐选择阿加曲班、枸橼酸钠作为抗凝药物,或采用无抗凝药的方式实施血液净化治疗。

4. 对于以糖尿病肾病、高血压性肾损害等疾病为原发疾病,临床上心血管事件发生风险较大,而血小板数量正常或升高、血小板功能正常或亢进的患者,推荐每天给予抗血小板药物作为基础抗凝治疗。

5. 对于长期卧床具有血栓栓塞性疾病发生的风险,国际标准化比值较低、血浆 D-双聚体水平升高、血浆抗凝血酶Ⅲ活性在 50% 以上,推荐每天给予低分子肝素作为基础抗凝治疗。

6. 合并肝素诱发的血小板减少症,或先天性、后天性抗凝血酶Ⅲ活性在 50% 以下的患者,推荐选择阿加曲班或枸橼酸钠作为抗凝药物。此时不宜选择普通肝素或低分子肝素作为抗凝药。

【抗凝】

1. 普通肝素

(1)血液透析:一般首剂量 0.3～0.5mg/kg,追加剂量 5～10mg/h,间歇性静脉注射或持续性静脉输注,后者常用;血液透析结束前 30～60min 停止追加。应依据患者的凝血状态个体化调整剂量。

(2)血液灌流、血浆吸附或血浆置换:一般首剂量 0.5～1.0mg/kg,追加剂量 10～20mg/h,间歇性静脉注射或持续性静脉输注,后者常用;预期结束前 30min 停止追加。实施前给予 4mg/dl 的肝素生理盐水预冲、保留灌注 20min 后,再给予生理盐水 500ml 冲洗,有助于增强抗凝效果。抗凝药物的剂量应依据患者的凝血状态个体化调整。

(3)持续性肾脏替代(CRRT):采用前稀释的患者,一般首剂量 15～20mg,追加剂量 5～10mg/h,静脉注射;采用后稀释的患者,一般首剂量 20～30mg,追加剂量 8～15mg/h,静脉注射;治疗结束前 30～60min 停止追加。抗凝药物的剂量依据患者的凝血状态个体化调整;治疗时间越长,给予的追加剂量应逐渐减少。

2. 低分子肝素　一般给予 60～80U/kg 静脉注射。血液透析、血液灌流、血浆吸附或血浆置换的患者无需追加剂量;CRRT 患者可每 4～6h 给予 30～40U/kg 静脉注射,治疗时间越长,给与的追加剂量应逐渐减少。有条件的单位应监测血浆抗凝血因子 Ⅹa 活性,根据测定结果调整剂量。

3. 枸橼酸钠　一般给予 4% 枸橼酸钠 180ml/h 滤器前持续注入,控制滤器后的游离钙离子浓度 0.25～0.35mmol/L；在静脉端给予 0.056mmol/L 氯化钙生理盐水液(10％氯化钙 80ml 加入 1 000ml 生理盐水中)40ml/h，控制患者体内游离钙离子浓度 1.0～1.35mmol/L；直至血液净化治疗结束。但临床应用时应依据游离钙离子的检测相应调整枸橼酸钠和氯化钙生理盐水液的输入速度。

4. 阿加曲班　血液透析患者一般首剂量 250μg/kg，追加剂量 2μg/(kg·min)，或 2μg/(kg·min)持续滤器前给药；CRRT 患者给予 1～2μg/(kg·min)持续滤器前给药；血液净化治疗结束前 20～30min 停止追加。应依据患者血浆部分活化凝血酶原时间的监测，调整剂量。

5. 无抗凝药　血液净化实施前给予 4mg/dl 的肝素生理盐水预冲、保留灌注20min 后，再给予生理盐水 500ml 冲洗；血液净化治疗过程每 30～60min，给予100～200ml 生理盐水冲洗管路和滤器。

【并发症及其处理】

1. 抗凝不足引起的并发症　主要包括：①透析器和管路凝血；②透析过程中或结束后发生血栓栓塞性疾病。

(1)常见原因：①因患者存在出血倾向而没有应用抗凝药；②透析过程中抗凝药剂量不足；③患者先天性或因大量蛋白尿引起的抗凝血酶Ⅲ不足或缺乏，而选择普通肝素或低分子肝素作为抗凝药物。

(2)处理：①对于合并出血或出血高危风险的患者，有条件的单位应尽可能选择枸橼酸钠或阿加曲班作为抗凝药物；采用无抗凝药时应加强滤器和管路的监测，加强生理盐水的冲洗。②推荐血液净化实施前对患者的凝血状态充分评估，并监测血液净化治疗过程中的凝血状态变化，确立个体化的抗凝治疗方案。③有条件的单位应在血液净化治疗前检测患者血浆抗凝血酶Ⅲ的活性，当患者血浆抗凝血酶Ⅲ小于 50％时，应补充血浆抗凝血酶Ⅲ制剂或新鲜血浆后，再给予肝素或低分子肝素；或选择枸橼酸钠或阿加曲班作为抗凝药物。④发生滤器凝血后应及时更换滤器；出现血栓栓塞性并发症的患者应给予适当的抗凝、促纤溶治疗。

2. 出血　主要原因是抗凝药选择不合理以及抗凝药剂量过大。对于发生出血的患者，应重新评估患者的凝血状态，停止或减少抗凝药物剂量，重新选择抗凝药物及其剂量；并针对不同的出血给予相应处理。

3. 抗凝药本身的药物不良反应

(1)肝素诱发的血小板减少症(HIT)：因使用肝素类制剂而诱发的血小板减少并合并血栓形成或原有血栓加重的一种病理生理现象。HIT 发病多在应用肝素类制剂开始后的 1 个月内，发病率 0～1.2％；其中应用低分子肝素发生 HIT 的危险较低。

诊断：应用肝素类制剂治疗后 5～10d 内血小板下降 50.0％以上或降至 10

万/μl以下,合并血栓栓塞性疾病(深静脉最常见)以及HIT抗体阳性可以临床诊断HIT;停用肝素5～7d后,血小板数可恢复至正常则更支持诊断。

治疗:停用肝素类制剂,并给予抗血小板、抗凝或促纤溶治疗,预防血栓形成;发生HIT后,一般禁止再使用肝素类制剂。在HIT发生后100d内,再次应用肝素或低分子肝素可诱发伴有全身过敏反应的急发性HIT。

(2)长期使用普通肝素和低分子肝素常见不良反应有高脂血症、骨质脱钙,此外合并尿毒症性心包炎患者有加重心包填塞的危险,但相对普通肝素而言,低分子肝素发生风险较低。

(3)枸橼酸钠主要不良反应为低钙或高钙血症、高钠血症和代谢性碱中毒。治疗过程中密切监测游离钙离子浓度、调整枸橼酸钠和氯化钙的输入速度以及采用无钙、无碱、无钠的前稀释液有助于减少不良反应的发生。合并严重高钠血症和代谢性碱中毒的患者,应改变抗凝方式,并调整透析液和置换液的成分,给予积极纠正。

【注意事项】

1. 由于血液透析患者的年龄、性别、生活方式、原发疾病以及合并症的不同,患者间血液凝血状态差异较大;因此抗凝药物使用应在凝血监测下实施个体化治疗。而对于某个患者来说,每次血液透析过程的凝血状态差别不大;因此一旦确定患者的抗凝药物种类和剂量,则无需每次血液透析过程都监测凝血状态,仅需要定期(1～3个月)评估。

2. 无论肝素还是低分子肝素都需要体内抗凝血酶Ⅲ的存在才能发挥抗凝作用。各种原因(特别是存在大量蛋白尿、抗凝血酶Ⅲ从尿中丢失)导致抗凝血酶Ⅲ缺乏、抗凝血酶Ⅲ活性低于50%的患者,肝素和低分子肝素的抗凝作用将明显降低。因此,临床上对于合并大量蛋白尿的患者,如果应用常规剂量的普通肝素或低分子肝素不能获得满意的抗凝效果,且适当增加剂量后仍不能得到满意抗凝效果时,不要一味地增加剂量,而应急诊检测血浆抗凝血酶Ⅲ活性以明确原因。

3. 凝血反应为瀑布效应,凝血一旦启动将产生逐级放大效应。因此在血液进入透析管路和滤器时充分阻断凝血反应最为重要。静脉注射低分子肝素,药物作用高峰时间为20～30min;因此选择低分子肝素作为抗凝药,推荐在血液净化治疗开始前20～30min静脉注射,以达到在血液进入透析管路和滤器时充分阻断凝血反应的效果。

4. 使用鱼精蛋白拮抗肝素或低分子肝素过量时应注意:①虽然鱼精蛋白的半衰期短于肝素,理论上鱼精蛋白与肝素剂量比为1.3∶1时才能达到完全拮抗;但是血液净化过程中滤器膜的吸附和滤过作用可部分清除肝素,而长时间血液净化治疗时肝素也会部分被体内代谢;因此,使用鱼精蛋白拮抗肝素的剂量不能按照血液净化治疗过程中使用的肝素总剂量 1:1 计算。理论上应检测患者血液肝素浓度进行计算,一般临床上可按照血液净化治疗最后 1h 内肝素的使用剂量 1:1 计算。② 鱼精蛋白仅能与具有 16～18 个糖链以上的肝素结合,不能中和小分子量肝素的抗凝血因子 Ⅹa 的作用,仅能中和低分子肝素制剂成分中普通肝素的抗凝血酶作用和较大分子量肝素的抗凝血因子 Ⅹa 的作用。鱼精蛋白可完全中和低分子肝素制剂引起的凝血时间延长作用,而只能中和 25%～50% 的抗凝血因子 Ⅹa 作用;因此应用鱼精蛋白拮抗低分子肝素引起的出血时,低分子肝素与鱼精蛋白的剂量比值为 2:1～4:1。

5. 枸橼酸钠抗凝治疗时,只有滤器中游离钙离子的浓度降至 0.35mmol/L 以下才具有抗凝作用;因此给予的枸橼酸钠剂量应充分,否则达不到抗凝作用。并且,血流量影响枸橼酸钠的有效剂量,应给予相应调整。

6. 阿加曲班可以特异与凝血酶活性部位结合,阻断凝血酶作用;并且阿加曲班半衰期较短,因此选择合适剂量的阿加曲班可以达到滤器和管路的充分抗凝,而阿加曲班回输到患者体内后因血液循环的稀释和快速的代谢而失活,因此不影响血液透析过程中机体的凝血状态,发生出血的风险较小。但是,合并严重肝功能障碍的患者,阿加曲班的半衰期延长,不能达到利用其快速代谢的特点取得单纯体外抗凝的目的。因此,合并严重肝功能障碍的出血患者不宜应用阿加曲班作为抗凝药物。

7. 肝素生理盐水预冲时吸附到滤器膜上的肝素也可以重新入血,影响患者的体内凝血状态。因此,肝素生理盐水的浓度不宜过大,且预冲、保留灌注后应给予生理盐水冲洗。

8. 血浆部分活化凝血酶原时间(APTT)不能反映低分子肝素的有效抗凝作用,APTT 延长提示低分子肝素应用剂量偏大,患者有出血风险,此时应适当减量。激活凝血时间(ACT)可用于普通肝素的监测和指导选择剂量,但并不适用于低分子肝素。

9. 低分子肝素是普通肝素经酶解产生的分子量 3 000～12 000D 的混合物,滤器前给药将使部分分子量较低的成分经滤器清除(特别是使用高通量滤器的情况下),而使其变成普通肝素。并且,与抗凝血酶Ⅲ结合而发挥抗凝作用的低分子肝素并不能从滤器清除,滤器前给药不能达到单纯体外抗凝作用的效果。因此低分子肝素应直接静脉注入患者体内,而不宜从肝素泵追加剂量。

第 19 章　腹膜透析管置管术

腹膜透析导管的主要功能是保证透析液可以无障碍地持续双向流动。导管功能的好坏取决于它本身的设计、插管技术以及换液系统的配置。

【适应证】

1. 决定需要接受腹膜透析治疗的患者。

2. 需要进行腹腔化疗的患者。

【术前选择】

1. 腹膜透析管种类　目前使用的腹膜透析管多为 Tenckhoff 管及在其基础上进行改进的一些透析管,透析管的材料目前主要是硅橡胶。Tenckhoff 管有很多种类,根据导管涤纶套个数分为单涤纶套管和双涤纶套管。单涤纶套管较为简单,较易置入和拔除,常用于短暂的透析,如急性肾功能衰竭的透析。对于需要维持性透析的病人而言,单涤纶套管缺点较多,逐渐被双涤纶套管所取代。双涤纶套管包括出口处和腹膜处的两个涤纶套,此设计使导管更加稳固,感染机会减少。两个涤纶套将导管分为三段:腹内段、隧道段和腹外段。根据管末端的形状,Tenck-hoff 管可分为直管和卷曲管。卷曲管末端为一螺旋状带小孔的导管,其优点在于置管后很少发生移位,入液时疼痛减少。另外,"天鹅颈"管的使用也较多。天鹅颈管其隧道段有永久性的弯曲,目的在于预防浅层涤纶套的外露,且使出口方向向下从而减少出口感染和导管移位的机会。

目前尚缺乏大样本、前瞻性、随机试验的研究显示一种管是否优于另一种管。但是,有证据表明双涤纶套管优于单涤纶套管。双涤纶套管并发症较少、腹膜炎发生少,并且使用寿命长。因此,目前腹透管最初的选择,取决于患者的实际情况和临床插管医生的技术和经验。

2. 腹膜透析管的插置　腹透导管插置时要考虑不同的因素,包括:切口的定位、出口的定位、预防性抗生素的使用、插管技术、术前和术后的护理以及暂时的透析需要。大多数插管切口是经旁正中或侧腹,这种定位可使深层涤纶套位于腹直肌内或腹直肌下。因肌肉组织血流丰富,有利于纤维组织长入涤纶套内。旁正中位置还可提供更好的结构支持,并且在管周围形成强有力的纤维组织包裹,因此减少了腹透液渗漏的危险。由于目前国内可供选用各型成人腹透管长度固定(不分大、中、小号),不能根据患者体形情况而选择管的长短,只能根据患者身高和脐距耻骨联合的距离适当上下调整腹膜入口水平位置(通常腹膜的入口位于纵向切口的中央),这样确保腹透管末端在盆腔的位置不会过高或过低。

导管出口定位时除了根据导管类型确定角度和方向外,还要考虑到患者的舒适和认可。最好使出口避开瘢痕、系腰带部位和皮肤皱褶处。确定最好的位置,常常要在患者坐位时进行标记。也可以将导管出口定位于胸骨前,适用于肥胖、很小的儿童、输尿管皮肤造瘘以及腹部导管反复出口感染的患者。在构建腹透管出口时,切开手法要温和小心,尽量使出口尺寸最小,最好使用专用隧道针。

在插管时应经静脉给予一次抗生素以降低后续感染的风险,其中使用最多的是头孢唑啉(1g)或万古霉素(1g)。

出口朝向与出口处感染有一定关系。与隧道向上和水平的导管比,带有永久弯曲隧道段的导管(如天鹅颈管)具备出口自然向下的构造,隧道感染及其所致的腹膜炎发生较低。

【插管方式】

1. 穿刺法 床旁进行,使用穿刺套针和导丝技术。通常用于暂时腹透患者。好处是切口小,快速且经济,并可以马上使用。缺点是盲插损伤内脏和(或)血管的风险很大,渗漏和引流不好也常见。

2. 腹腔镜置管 此方法也允许马上使用导管。并且,如果操作熟练,过程相对简单和快速。手术方法为在麻醉科医生配合下全身麻醉,铺巾、消毒后经脐下缘做1个5 mm切口,气腹成功后用5 mm Trocar插入腹腔内,以此孔作为观察镜通道,初步了解腹腔内情况。在腹直肌左(右)侧外缘耻骨联合上11~12 cm处做一皮肤切口,插入10 mm Trocar,退出管芯针,将透析管放入Trocar套管,在观察镜的直视下,将管放入腹腔(末端在膀胱直肠窝或子宫直肠窝),直到深涤纶套露出套管腹腔内末端,退出透析管少许使深涤纶套隐藏在套管的末端边缘,然后慢慢退出套管,一旦套管末端退出腹腔即固定透析管(此时透析管的深涤纶套在腹直肌和后鞘部位),缓缓拔出套管并确定液体引流通畅后,用隧道针建立皮下隧道,从出口处拉出透析管。

3. 手术法 标准手术法、改良手术法,例如埋置技术(Moncrief-Popovich)或胸骨前导管。手术法的优点是导管定位准确、内脏损伤风险小。缺点是操作耗时长(包括手术室的安排)、切口较大。

埋置导管技术不同于标准手术法,通常整个导管在使用前需埋在皮下4~6周,当需要开始透析时才将体外段取出使用。这种方法可保证在无菌的环境下伤

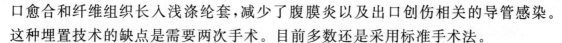

口愈合和纤维组织长入浅涤纶套,减少了腹膜炎以及出口创伤相关的导管感染。这种埋置技术的缺点是需要两次手术。目前多数还是采用标准手术法。

【标准手术法基本过程(以 Tenckhoff 直管为例)】

1. 术前准备与一般下腹部手术的准备相同,术前排空膀胱尿液和直肠粪便,避免手术置管时损伤膀胱或肠道,术前 1h 抗生素预防感染(静注 1g 第一代头孢菌素),手术开始前严格消毒腹部皮肤。

2. 切口选择多在旁正中线上,耻骨联合上 11～12cm 处,切口长 2～4cm。如患者以前做过腹部外科手术,应避开原切口,以避免瘢痕下肠粘连。在局麻下切开皮肤,钝性分离皮下组织。纵行剪开腹直肌前鞘,钝性分开腹直肌。在腹直肌后鞘上做一小切口,沿切口周围做一圈荷包线,用止血钳提起腹膜,在辨明无误钳肠管或大网膜后,在腹膜做一小切口,以仅能通过腹透管为度,沿腹膜切口周围做一圈荷包缝合。

3. 将金属导丝插入腹透管内,以协助透析管从手术口向膀胱直肠窝(女性为子宫直肠窝)徐徐放入。在放入导管时,要问病人的自我感觉,如病人觉会阴部有坠胀感或便意,则表示放入的透析管位置是对的。如病人觉会阴部疼痛明显,表示导管插入过深,可缓慢退出 0.5～1 cm,以会阴部无明显不适感为宜。如果放入透析管中遇到阻力,可能是网膜缠绕或透析管触到肠襻,此时应退出,改换不同角度再插。

4. 导管到位后拔出导丝,经导管注入盐水 50～100ml。如果导管位置恰当,则患者仅感有便意而无痛苦,且生理盐水引流顺畅成线状。

5. 收紧荷包线,将涤纶袖套置于腹直肌后鞘前,缝合腹直肌前鞘。顺着透析管的自然走向,在腹壁脂肪层构建皮下隧道(通常用隧道针完成),从隧道出口处拉出透析管,浅层涤纶袖套距皮肤出口处 2cm 左右为宜。

6. 检查导管无扭曲和移位后,缝合皮下脂肪和皮肤切口,然后用纱布盖好切口和出口。接好钛接头和短管,用纱布和(或)胶布固定好导管,避免导管牵拉而损伤出口。

【注意事项】

1. 术前准备

(1)评估手术指征。

(2)判断病人有无手术及腹膜透析禁忌证。

(3)完善术前化验检查:血常规、血型、大小便常规、生化、电解质、抗感染筛查、乙肝五项、凝血功能检查、X 线胸片、腹部 B 超、心电图。

(4)若高度怀疑有尿潴留、腹腔粘连、腹壁及腹腔占位、脓肿、腹部有外科情况时,应做腹部 B 超检查。

（5）签署知情同意书。

（6）肠道准备：以下情况需灌肠并联合使用全胃肠动力药，大便次数减少，间隔时间延长，或正常，但粪质干燥，排出困难；粪质不干，但排出不畅；明显腹胀、腹痛；左下腹扪及粪块或痉挛的肠型。

（7）排空膀胱：以下情况需导尿，确诊有阻塞性和非阻塞性尿潴留；常规行耻骨上部的视诊和叩诊高度怀疑有尿潴留；中枢神经疾患以及糖尿病等所致的自主神经损害可能导致尿潴留。

（8）皮肤准备：清洁皮肤，备皮范围为耻骨联合至肋缘下。

2.术中注意

（1）手术切口位置因人身长而异，可以在脐下，也可能在脐旁甚至脐上，以耻骨联合上 11～12cm 为度。

（2）以透析管上的钡线作指导，遵从透析管的自然弯曲，不可扭曲透析管。

（3）导管置入前，应将涤纶套充分地用无菌盐水浸泡，挤压出其内的气体，并以少量肝素溶液（2 000U/L）冲洗管腔。

（4）引导腹透管的金属导丝末端应隐藏在距透析管末端 3cm 以上，以免导丝露出透析管刺破腹腔脏器。

3.术后护理

（1）用胶布固定腹透管（减少损伤和术后出血），并每天检查是否固定妥当，避免牵拉腹透管。

（2）腹带包扎腹部：包扎不宜过紧或过松。

（3）术后测血压、心率，观察病情变化等。

（4）建立透析记录单，包括入液时间、入液量、加入药物、超滤、患者体重等。

（5）透析液灌入量根据病人耐受程度逐渐增加。

（6）新置入的导管常常要用含有肝素（500～1 000U/L，如果有纤维蛋白或凝血块时）的少量透析液冲洗，直到流出液清亮。术后 3d 内如无渗液、出血，则无需更换敷料，以后每日视伤口情况定时更换敷料。减少导管的移动和牵拉非常重要，因为局部的创伤能够增加继发细菌感染的危险。应每日进行出口处护理，不过目前尚无统一的最佳的出口护理和清洁方案。术后第 2 周后应尽可能每日或隔日用肥皂水或医用消毒剂进行一次出口清洁，减少细菌的繁殖和保持局部干净。出口应保持干燥，有氧化性和刺激性的制剂（聚维酮碘和双氧水）不要用于窦道和出口周围。术后 3 个月内出口处应用纱布覆盖。为了减少透析液渗漏的危险，最好至少插管后 10～14d 再开始腹膜透析。如果插管后 10d 内要透析，最好在患者躺着时进行小剂量交换［例如用循环机或连续性不卧床腹膜透析（CAPD）存腹时患者仰卧位］，可以减少渗漏的危险。

【并发症及处理】

腹膜透析管相关并发症,包括早期和晚期并发症。

1. 早期并发症

(1)出血:手术法置管后淡血性透析液常见,但严重出血很少见。多为术中自切开部位流入腹腔内,灌洗后逐渐减轻。由于尿毒症患者有出血倾向,如手术过程中止血不仔细,出血不止,需开腹止血。其他部位出血见于切口、隧道及出口,可以采取局部压迫及止血药物。

(2)渗漏:多见于老年、肥胖、糖尿病和长期应用类固醇药物而致腹壁松弛的患者;也可见于既往有过置管史及正中切口的患者。另外,还可由于手术技术不佳或置管后立即透析时灌入液量过大造成。一般手术 10d 以后开始 CAPD,很少发生渗漏,因此最好提前置管。必须紧急透析时,患者应多卧床,少活动,并小容量透析。如发生渗漏,应暂停腹透,血透过渡;不能血透时,改为小容量间断透析,有条件最好用腹透机行 APD。无效时手术重新缝合。

(3)堵塞:发生导管堵塞的原因和预防、治疗措施见表 19-1。

表 19-1　导管堵塞原因及预防、治疗

原因	预防/治疗
被肠管压迫堵塞	导泻
被充盈的膀胱压迫堵塞	排空膀胱
凝块	冲洗出血块,注射器推注盐水,用肝素盐水、尿激酶
网膜包裹	部分网膜切除
多发粘连	松解粘连,转为血透
隧道内导管扭曲	手术矫正

(4)移位:腹透管移位主要表现入液正常而引流障碍。移位常发生在术后 2 周内,腹平片显示导管尖端移出真骨盆腔。置管时注意导管出口方向,如果导管隧道段是直型而无自然的鹅颈形弯曲,应避免人为使导管出口向下。如果直管出现移位,可考虑严格消毒及 X 线透视下,用导丝插入腹透管内复位。如果导管尖端成卷曲形或直管复位失败,应进行手术重插管、固定导管末端或腹腔镜复位。

(5)疼痛:疼痛位于导管尖端附近,部分由于灌液过快,对肠管产生喷射效应,有些是在引流即将结束时,由于抽吸作用对肠管产生牵拉。常常发生在使用直管或位置过深的卷曲管。选择导管及置管时要适当注意,刚开始透析时减慢入液速度,或放液时在允许的情况下,腹腔保留少量液体。这种疼痛是短时的,一般 1~2 周或数周左右患者可适应这种喷射效应。还要除外另外一些可导致疼痛原因,例如透析液温度过高及 pH 低,某些药物、高糖透析液等化学刺激。碱化透析液或透析液中加入利多卡因可能减轻疼痛。

2.晚期并发症

(1)出口处感染:诸多因素可以引起出口感染。出口处感染指出口处出现脓性分泌物,伴有或不伴有透析管周围皮肤红肿。可以按表19-2的评分系统对出口处进行评估。

表 19-2　出口处评分体系

	0分	1分	2分
肿胀	无	仅限出口,<0.5cm	>0.5cm 和(或)隧道
结痂	无	<0.5cm	>0.5cm
发红	无	<0.5cm	>0.5cm
疼痛	无	轻微	严重
分泌物	无	浆液性	脓性

出口处评分4分或4分以上认为有感染。脓性分泌物,即使是单有脓性分泌物,也足以诊断感染。小于4分可能代表感染,也可能没有感染。

外口创伤指出口位置的皮肤、窦道表面或肉芽组织的完整性受到破坏,它是导致外口感染的重要原因。外口感染的常见病原菌包括金黄色葡萄球菌、表皮葡萄球菌、铜绿假单胞菌和肠道杆菌,也可见到真菌感染。外口感染的预防包括避免外口创伤,注意制动;鼻腔金黄色葡萄球菌携带者,鼻腔内使用莫匹罗星(mupirocin)软膏;手术中选择涤纶材料的双 cuff 管,置入前用盐水充分浸泡;使用 Swan-Neck 腹膜透析管,使外口方向向下以加强坏死组织和分泌物引流;控制窦道长度为1cm左右;在出口处护理时使用莫匹罗星软膏或庆大霉素软膏等。应对脓性分泌物进行细菌培养。抗生素治疗必须持续到外出口表现完全正常,治疗的时间至少需要2周。如果抗生素选择恰当,疗程也足够仍不能控制感染,就要在抗生素治疗下更换腹膜透析管。

隧道感染表现为隧道表面皮肤充血、水肿并有明显的触痛,隧道周围形成蜂窝织炎,按压后自外口可有血性和脓性分泌物溢出,或自行溢出。隧道感染一旦发生常常会导致腹膜炎,后者往往需要拔管,并用抗生素治疗。

(2)浅涤纶套外露:腹透管的皮下 cuff 露出皮肤外。主要原因是造皮下隧道时未顺应导管自然形状,而强行弯曲导管,其上产生迫使 cuff 外露的张力。另外,隧道过短、cuff 距皮肤出口过近,出口处皮肤受压,乃至受压坏死,进而浅 cuff 外露,这与感染密切相关,因此手术时应把握预防发生的技巧,一旦发生,采取补救措施,例如 cuff 削除及重新置管等。

(3)堵塞:晚期多出现在腹膜炎时纤维蛋白凝块堵塞,需用含肝素的透析液反复冲洗,或用尿激酶 1 万 U 溶于 20ml 生理盐水中注入透析管,30～60min 后抽吸。

(4)导管周围渗漏:可以发生在 CAPD 数月或数年后,治疗类似于早期渗漏。确定渗漏部位最好是核素显像或做 CT。

(5)腹膜炎:细菌引起腹膜炎,或是隧道感染扩展所致。导管腹内段可以形成细菌生物膜,抵抗人体的防御机制和抗生素,导致复发相同致病菌的腹膜炎。腹膜炎的复发有时是由于深层 cuff 处形成小脓肿引起。

(6)少见并发症。①内脏侵蚀:内脏器官的损伤导致腹腔内出血和(或)腹膜炎。②机械性意外事件:由于操作失误损坏导管。例如换药时用剪子不慎剪到导管,消除外露 cuff 时伤及导管,及其他尖硬物品损坏导管。此时要立即夹住导管,进行严格消毒处理。如果损伤处距离出口处较远,去除远端导管,重新连接钛接头及短管;也可用消毒硅胶补好导管;如果损伤处距离出口很近,需手术换管。并预防性使用抗生素。③导管损坏:由于导管材料物理特性欠佳导致。④过敏反应:置管后发生嗜酸细胞腹膜炎原因很多,包括血液、空气或抗生素,对硅橡胶有反应是其过敏原因之一。

【透析管的拔除】

需要拔除透析管的常见情况是:①皮下隧道内难以控制的化脓性炎症;②难以治愈的透析管出口处严重感染;③不能纠正的透析管流通障碍;④真菌性或结核性腹膜炎;⑤反复发生由同样细菌引起的腹膜炎,用致病菌敏感的抗菌药治疗 5d 后,腹膜炎没有好转,这暗示隐匿的隧道感染,或由导管内附着的纤维素感染引起。此外,有些可逆性尿毒症病人经治疗后,也需予以拔除透析管;有些改行血透治疗或肾移植患者也需拔除透析管。拔除没有感染的透析管比较简单。两个涤纶套的透析管,只需在每个袖套上方各作 1 个切口,先拔除深部的涤纶套,然后从腹腔中轻轻地拉出透析管,缝合腹膜和窦道。然后再拔除皮下的涤纶套。如导管的皮肤出口处有感染,则在拔除透析管前后使用适当的抗生素,并且透析管的皮肤出口不要缝合,应引流数日。急性透析管仅有一个皮下袖套,更易于拔除。

【透析管的重插】

透析管拔除后,有时要重插。例如透析管的皮肤出口处感染、隧道炎、透析管流通障碍等情况时。重插方法与首次插置透析管的方法相同,可在另一侧腹壁进行。透析管重插术后的处理,与首次插置透析管相同。对于出口处感染、隧道炎而不合并腹膜炎的患者以及复发性腹膜炎但引流液清亮时,在抗生素治疗下,拔除和重新插置腹膜透析管可同时进行。对于难治性腹膜炎和真菌性腹膜炎,同时进行拔管和置管是不可能的。拔管和重新插入新腹膜透析管之间的理想间隔时间并不清楚,经验上推荐两者之间的间隔时间为 2～3 周。

第 20 章　腹膜透析疗法

腹膜透析(peritoneal dialysis，PD)是治疗终末期肾脏病的有效替代治疗方法之一。其主要原理是利用腹膜作为透析膜，通过弥散和超滤作用，清除体内过多水分和毒素。PD的优势主要表现在开始透析的1~2年内患者总体生存率较高；能更好地延缓残余肾功能下降的速度；对中分子物质的清除效果好；获得血源性传播病毒感染的危险性小等。近年来随着腹膜透析液生物相容性的改善、PD连接系统的完善及持续质量改进，PD患者技术生存率大大提高，预后显著改善。

【适应证】

大多数终末期肾衰竭患者均可选择腹膜透析。在选择透析方式时应考虑社会、生理和心理等可能影响腹膜透析效果的因素，同时结合当地医务人员的技术水平和经验。一般当患者肾功能下降至 $9~14ml/min \cdot 1.73m^2(Ccr)$ 即可考虑开始肾脏替代治疗。糖尿病肾病患者结合临床，可适当提早开始透析。

1. **急性肾衰竭**　早期预防性透析是治疗急性肾衰竭成功的关键。对于急性肾衰竭患者，腹透和血透的疗效相同，且各有其优缺点。确立急性肾衰竭的诊断2~3d内，出现下述情况之一时，应尽快予透析治疗。

(1)已有尿毒症症状，如恶心、呕吐、精神神经症状等。

(2)有较明显的水、钠潴留表现或心力衰竭迹象。

(3)血钾高于6.5 mmol/L。

(4)血尿素氮≥29mmol/L(80mg/dl)，血肌酐≥530.4~707.2μmol/L(6~8mg/dl)。

2. **慢性肾衰竭**

(1)可逆性尿毒症：由于各种可逆因素导致的慢性肾衰竭可导致迅速发生尿毒症。此时可用透析疗法帮助病人渡过难关，争取时间纠正其可逆因素，缓解尿毒症症状。

(2)不可逆性的慢性肾衰竭：当患者肌酐清除率≤10ml/min 或血肌酐浓度≥707.2μmol/L (8mg/dl)，合并有下列情况之一者应尽快开始透析治疗。①病人已有明显的尿毒症症状,结合临床表现,例如疲倦、恶心、呕吐等;②有较明显的水钠潴留,如明显水肿、血压较高或有高血容量心力衰竭迹象;③较严重的电解质失调,如血钾≥6.5mmol/L;④较严重的代谢性酸中毒,HCO_3^-≤6.74mmol/L(即血 CO_2 结合力≤15)者,均宜开始做透析治疗。

3. 急性药物和毒物中毒抢救　一般来说,毒物的分子量如小于 5 000 道尔顿,则较易从腹膜透出。如毒物是小分子物质,血透比腹透可能更为有效。有条件的单位,应用血液灌流疗法(hemoperfusion)疗效更佳。

4. 水、电解质失调和酸碱平衡失调　水、电解质失调,均可采用透析方法并有较好疗效。

5. 其他

(1)充血性心力衰竭:顽固性充血性心力衰竭,伴有较明显水肿者,可用腹透排出过多的液体。

(2)急性广泛性腹膜炎。

(3)急性胰腺炎。

(4)肝性脑病。

(5)甲状腺功能亢进危象。

(6)通过腹腔给予药物。

(7)银屑病。

【禁忌证】

1. 绝对禁忌证　临床上较为少见。主要包括:①腹膜的广泛性粘连或纤维化,以致可供透析的腹膜表面积减少;②广泛的腹部皮肤的感染或炎症。

2. 相对禁忌证

(1)新近的腹膜手术:最好能在腹部手术 3d 后做腹透。

(2)横膈有裂孔疝。

(3)腹部有外科引流管者。

(4)全身性血管疾病:如多发性血管炎综合征、全身性硬皮病、严重的动脉硬化症等。

(5)晚期妊娠或腹内巨大肿瘤。

(6)重度肠梗阻者。

(7)严重呼吸功能不全者。

(8)高分解代谢患者以选择血液透析为佳。

【操作方法及程序】

1. 腹膜透析置管(详见第 19 章)　终末期肾衰竭患者开始腹膜透析治疗前需置入腹膜透析导管。长期腹膜透析留置导管可选用双涤纶套 Tenckhoff 管,包括直管、末端卷曲管和鹅颈管等。Tenckhoff 管的走向应顺其自然弯曲以降低漂管的机会;出口方向应向下,减少污染和感染的机会;腹透管腹腔段应置于脏层和壁层腹膜之间;末端置于骨盆中。外科手术切开法是目前使用最广泛的手术方式。腹腔镜手术法可以更精确放置导管的位置,但需要特定的仪器,费用昂贵。穿刺法由于无法直接看到导针在腹腔的位置,手术并发症较多,尤其不适用身体肥胖的患者,一般不建议采用。

术后导管应制动以利于导管出口处的愈合,减少渗漏、功能不良及导管相关感染的发生。为提高导管的长期生存率,尽可能在透析开始前 2 周置管。如在此期间需要紧急腹膜透析,可采取卧位、低容量(<1 500ml/次)间歇性透析。若置管后较长时间不透析,应定期行腹腔冲洗,以防止导管堵塞。

2. 腹膜透析方式

(1)间歇性腹膜透析(IPD)

①IPD 方案:经典 IPD 方案是常规置入腹膜透析导管后立即开始透析,每个 PD 周期灌入透析液约 1 000ml,留置 30～60min 后引流透析液,再重复灌入 PD 液 1 000ml,每天交换透析液 10～20 个周期,每周透析时间不少于 36～42h。一般夜间腹腔内不保留透析液。

②IPD 的适应证:新置管的 PD 患者进行低容量卧位 IPD 治疗,有利于患者置管处伤口的愈合及逐步适应留腹容积的增加;腹膜功能高转运患者,常规 CAPD 不能达到超滤量;CAPD 患者并发腹膜疝、阴囊鞘膜积液、管周围漏液者;有严重水钠潴留,充血性心力衰竭患者;急性肾衰竭及某些药物急性中毒患者,无条件做血透者。

(2)连续性非住院性腹膜透析(CAPD) 每天透析 4～5 次,一般每次用 2L 透析液,白天留腹时间 4h,晚上 8～12h。由于该方法操作方便,效果好,是目前最常用的腹膜透析方法。

CAPD 方案:经典的 CAPD 方案为每个透析周期注入透析液 2L,留置一定时间,然后完全引流腹腔内液,再开始下一个 PD 周期。每天交换透析液 4 次,每周透析 7d。每天换液时间可安排在早上 7:00～8:00,中午 12:00～13:00,下午 16:00～17:00,晚上 20:00～21:00 或睡觉前,但可以根据患者情况进行调整以适应其生活方式。近年来,为了达到充分透析的目标值,对 CPAD 方案进行了一些调整:每个 PD 周期的留腹透析液量可以增至 2.5～3L;每天交换透析液 5 次。对于部分有残余肾功能的患者,也可每天只交换透析液 1～3 次。因而,CAPD 方案可根据患者情况进行个体化透析,以保证患者充分透析。

(3)自动化腹膜透析(APD):是指所有利用腹膜透析机进行腹透液交换的各种腹膜透析形式,包括间歇性腹膜透析(IPD)、夜间间歇性腹膜透析(NIPD)、持续循环式腹膜透析(CCPD)及潮式腹膜透析(TPD)等。APD 与 CAPD 的差别在于其在夜间进行短时交换,对病人及其家庭的生活方式影响小。自动腹膜透析由于减少了透析过程中大量的手工操作,减少了腹腔污染的机会,腹膜炎发生率下降。

上述各种腹透方法各有优缺点。临床上主要根据下列指标和所在单位的设备条件合理选用:①患者的腹膜转运特征;②患者回归社会的程度;③患者的生活方式;④患者的年龄;⑤患者的全身情况;⑥患者的经济条件。

3. 腹膜透析处方调整　透析剂量的确定基于体表面积、残余肾功能、腹膜转运特征及目标清除率。前三者是确定最低目标清除率的必备指标。处方调整的内容包括 24h 透析液总灌注量、每次交换的灌注量、每个周期透析液的存留时间、交换次数、葡萄糖浓度、透析液类型等。治疗的最低目标是 $Kt/V \geqslant 1.7/wk$,$Ccr \geqslant 50L/wk \cdot 1.73m^2$。

透析初始阶段,可根据患者体表面积、残余肾功能及患者生活方式按经验开出初始透析处方。之后根据残肾功能、腹膜转运功能及目标清除率调整透析处方。残余肾功能在总的溶质和水清除中起了非常重要的作用,因此应特别重视残肾功能的监测,根据残肾功能减退程度及时增加透析剂量。

在提高清除率方面,CAPD 可通过增加腹腔灌注量、增加透析液交换次数及提高葡萄糖浓度进行调整;而 APD 可通过增加腹腔灌注量、延长总的治疗时间和透析液存留时间、增加白天透析液存留进行调整。

腹膜平衡试验(PET)是目前国际上普遍应用的评估腹膜溶质转运特征的方法。短时的葡萄糖透析液存留及增加透析液交换的次数有助于高转运及高平均转运患者达到最大的超滤量;使用艾考糊精透析液长时间留腹可增加高转运患者超滤量;最大的灌入量有助于提高低转运及低平均转运患者的清除率。采用 APD 疗法的低转运及低平均转运患者可通过增加总的治疗时间、增加透析液的留腹时间、增加白天透析液存留和增加腹腔灌注量等措施提高清除率。如果患者的尿毒症症状有所加重,营养状况恶化和(或)总清除率下降,应采用计算机程序精确地调整处方。由于 PD 是一种家庭治疗方式,应注意及时发现并纠正未达到腹膜透析处方剂量的病人相关因素,特别是病人未依从处方,或对完全依从处方的重要性缺乏理解等,应加强病人的教育和管理。

4. 腹膜透析充分性评估　透析充分性与患者的生存率直接相关,而充分透析是给患者一个适当的剂量,既保证患者溶质和水的充分清除,透析效果满意;又避免不必要的透析液浪费;同时,避免腹膜与含糖透析液的过多接触所造成的损害。

透析充分性应从临床症状和溶质清除率(KT/V 和 Ccr)两方面进行综合评估。评估内容和标准如下:①无恶心、呕吐、失眠、下肢不适综合征等毒素蓄积症状;②血压控制良好,无心力衰竭、水肿等水分蓄积症状;③营养状况良好,血清白蛋白≥35g/L,SGA 正常;④无酸中毒和电解质紊乱;⑤钙磷乘积≤4.44mmol/L($55mg^2/dl^2$),iPTH 150~200pg/ml 范围内;⑥CAPD 患者 Kt/V 应在 1.7/ wk 以上,总 Ccr 应在 50L/wk·1.73m² 以上。

在规律性透析开始的第 1 个月和以后的每 3~6 个月应进行尿素氮及肌酐等透析充分性检查;每个月评估一次体重、腹透操作、药物应用、尿毒症控制状况;每1~3 个月检查血常规、血钙、血磷、电解质、iPTH、血脂、血白蛋白、血清铁蛋白、转铁蛋白饱和度。特殊情况随时测定;每 6 个月评估 SGA;每年复查 1 次心电图、X线胸片;如果患者有残余肾功能,则应每 2 个月测定一次残肾 Kt/V 和 Ccr,直至残肾 Kt/V<0.1,以便及时调整透析处方。

【并发症及处理】

1. 出口处感染

(1)诊断:出口处有脓性引流物,伴红肿热痛,培养有细菌生长,符合出口感染的诊断。如果出口处仅培养有细菌,但无异常征象(如红肿、渗出等),不能诊断出口处感染。

(2)治疗:首先应进行局部涂片和病原菌培养,培养结果出来前应先行经验性治疗。经验性治疗选用的抗生素应覆盖金黄色葡萄球菌,口服抗生素有效。如以往有铜绿假单胞菌感染史,应选用对该细菌敏感的抗生素。待培养有结果后再根据培养的致病菌选用敏感的抗生素。金葡菌和铜绿假单胞菌引起的出口感染治疗疗程长,并需要联合用药。加强换药及肉芽组织的清除,换药每天 1~2 次。

(3)预防:最重要的是坚持良好的卫生习惯,定期清洗出口处皮肤,保持其清洁无菌。每次换液前注意手部清洁。莫匹罗星软膏鼻腔局部涂用可减少出口处金葡菌感染的发生。

2. 隧道感染

(1)诊断:腹透管皮下隧道处红肿热痛,伴或不伴发热,常合并出口感染。隧道感染有时表现隐匿,腹透管隧道超声检查可提高其诊断阳性率。

(2)治疗:对于未累及深涤纶套的隧道感染,可先给予抗生素,加强换药治疗,并进一步检查,包括超声随访,每隔 2 周复查 1 次。如涤纶套周围的低回声区域治疗后减少超过 30%,可继续保守治疗,反之应拔管。通常隧道感染治疗效果差,如局部换药和抗生素治疗 2 周无效者应及早拔管。

3. 腹膜炎

(1)诊断:应具备以下 3 项中的 2 项:①腹痛,透出液浑浊,伴或不伴发热;②腹膜透析流出液中白细胞计数>100/ml,中性粒细胞>50%;③腹膜透析流出液培养显示病原微生物生长。

(2)治疗:用药治疗前应先进行腹水常规,涂片革兰染色和细菌培养。在细菌培养结果出来之前应及早开始腹腔局部经验性治疗。经验性治疗必须覆盖革兰阳性菌和革兰阴性菌。阳性菌可选用第一代头孢菌素(如头孢唑啉 1g);阴性菌可选用第三代头孢菌素(如头孢拉定 1g)或氨基糖苷类抗生素(残余尿量>100ml/d 者慎用)。每天 1 次加入透析液中,留腹 4h。各中心也可根据各自常见致病菌的敏感性来选择抗生素。明确病原菌后,再根据病原菌和药敏试验调整用药。如患者同时合并发热等全身症状,在腹腔使用抗生素同时可酌情通过静脉途径使用抗生素。对于腹痛剧烈、透出液浑浊的患者,应先用腹透液冲洗腹腔至透出液清亮为止。多数感染在治疗后 72h 内改善,如治疗 5～7d 仍无效,需考虑拔管。长期反复使用抗生素可增加真菌性腹膜炎的机会。一般病原菌有效抗生素治疗 2 周左右;金黄色葡萄球菌和铜绿假单胞菌、肠球菌感染等需治疗 3 周或以上。

(3)拔管及处理:对复发性腹膜炎、难治性腹膜炎、真菌性腹膜炎以及难治性导管感染应及时拔出导管,以防止反复感染并保存腹膜功能。拔出的导管应剪取末端做培养,以了解导管感染的致病菌。拔管后一般需继续使用抗生素治疗 5～7d。其他原因导致腹膜透析终止而需拔管者,拔管后无需抗生素治疗。

(4)预防:注意无菌操作,强调无菌观念,净化操作环境和强化洗手观念。加强导管出口的护理,避免出口感染或隧道感染,及时治疗便秘和肠炎。置入手术时预防性使用抗生素有利于减少腹膜炎的发生。推荐术前 1h 静脉注射 1g 头孢菌素,术后也可视手术情况加用一次抗生素。腹膜炎应及早诊断,及早治疗,并建议住院治疗。

4.营养不良

(1)评估:成人腹膜透析患者的营养状况评估用蛋白氮呈现率(PNA)和主观综合性营养评估法(SGA)进行定期评估。临床上血清白蛋白(Alb)<35g/L 和前白蛋白(Pre-A)<35mg/dl 时应注意存在营养不良。由于 Alb 和 Pre-A 为急性负时相反应蛋白,与炎症密切相关,因此在营养评估时应排除是否存在炎症。其他除了传统意义上的体重、皮肤皱褶厚度、上臂周径等测定外,双能量 X 线吸收法(DEXA)、生物电阻抗分析(BIA)等新型测定具有精确性高的特点。

(2)治疗:包括肠内外营养治疗。复方酮酸制剂对营养状态的改善有一定帮助。炎症是引起 ESRD 患者营养不良的主要原因之一。抗感染治疗包括使用生物相容性良好的透析液以及一些可能的抗感染药物。

(3)预防:在尚未达到透析充分性的患者,增加透析剂量有利于水分清除和营养指标改善;预防腹膜炎,减少大量蛋白质和氨基酸从透析液中的丢失;残余肾功能与营养状态和死亡率有关,因此应注意残余肾功能的保护。

5.容量负荷过多

(1)评估:容量负荷过多可通过临床表现及影像学检查,如水肿、高血压、超滤量、尿量、X线胸片及心脏彩超等评估。人体成分分析如 BIA、DEXA 等测定人体容量负荷精确可靠。注意是否存在可逆性因素如饮水、摄盐过多,透析液留置时间与糖浓度应用是否合适,是否存在腹透管的机械性问题,是否存在一些不可逆因素如残余肾功能减退、超滤衰竭等。

(2)治疗。①控制水钠摄入:水分摄入主要以维持目标体重为目的,通过尿量加腹透超滤量再加上非显性失水来估计。另外,钠摄入过多增加患者容量负荷,应予以控制。②使用利尿药:对于尿量大于 100ml/d 患者可选用大剂量的襻利尿药。目前尚无口服大剂量襻利尿药毒副作用的报道。③使用高渗透析液:使用高糖透析液(2.5%、4.25%腹透液)增加超滤量。由于含高葡萄糖的透析液可损伤腹膜,故建议结合临床情况权衡使用。如条件许可,建议使用艾考糊精透析液。④调整留腹时间和交换次数:腹透液交换次数的增加可相对缩短腹透液留腹的时间,从而增加超滤量;而在同样透析剂量下留腹时间的增加有助于对钠的清除。因此,应根据患者钠或水分的清除具体情况结合腹膜平衡试验结果调整留腹时间或交换次数。

(3)预防。①保护残余肾功能:尽量避免使用肾毒性药物如氨基糖苷类、非甾体类消炎镇痛药和造影剂等;ACEI、ARB 类药物在腹透患者中有保护残余肾功能作用。②保护腹膜:有效防治腹膜炎是保护腹膜的有力措施;使用生物相容性更好的透析液能保护腹膜免受高糖、低 pH 等非生物相容性因子的影响。在透析方案制定中应尽可能避免不必要地使用高浓度葡萄糖透析液(如 4.25%)。③控制水钠摄入:加强对患者饮水和钠摄入限制的宣教,改善依从性。④控制高血糖:水分的滤出取决于血液与腹腔中葡萄糖的梯度差,因此糖尿病患者控制高血糖对超滤相当重要。

【患者的管理】

腹膜透析作为一种门诊治疗及自我治疗方式,病人主要在家自行透析,它的治疗质量受患者依从性的影响。腹膜透析患者的管理包括对 CKD 患者进行透析前教育及整体评估,指导患者自愿选择合适的治疗方案,达到高质量完成透析治疗的目的;腹膜透析置管后对患者及家属进行严格培训,患者或患者家属经考试合格后方能自行操作。出院后每 3～6 个月应进行门诊随访,及时纠正患者可能出现的问题,加强患者依从性教育,特殊情况随时随访处理。管理良好的腹膜透析中心通过对腹透患者的门诊管理和治疗指导,在提高患者的透析质量和生存质量中具有重要作用。

第 21 章　肾脏疾病尿标本的留取

尿液成分(如尿蛋白、尿红细胞、尿白细胞等)的变化,是肾脏疾病的重要表现之一,有时甚至是唯一表现。因此,合理正确的尿液检验对于肾脏疾病的诊断至关重要。肾脏疾病时尿液检验种类繁多,如尿常规化学分析、尿沉渣显微镜检查、尿红细胞形态学检查、24h 尿蛋白定量等。而尿液标本正确、规范化的采集和处理是尿液检验结果准确、可靠的前提和保障。

一、尿液标本留取(采集)过程中的要求

【患者告知】

尿液标本留取,除了少部分是由医护人员进行采集操作外,绝大多数由患者本人进行。因此,临床医护人员、检验人员应将尿液留取的方法以书面的形式告知患者,并进行充分解释以确保患者完全理解。

【一般要求】

患者应尽量避免在剧烈运动、性生活后留尿,避免在月经期间留尿进行检查。女性患者留尿时应特别注意避免阴道分泌物污染。有条件者尽量在清洁外阴后留取中段尿,即一次连续排尿过程中间时段的尿液标本。

【留尿容器的要求】

收集尿液的容器应清洁、干燥,一次性使用,且有较大的开口以便于尿液标本的收集。用于收集时段尿(比如 24h 尿)的容器的容积应足够大(2～4L)。用于细菌培养的尿标本容器应使用无菌容器。留尿的容器上应准确标记患者的个人信息及留尿时间,有条件者使用条形码作唯一标识。

【尿液标本的保存】

尿液标本应在采集后 1h 内进行分析,尤其是尿培养和尿液中细胞学检查。对不能及时检验的标本或时段尿标本(如 24h 尿),必须进行适当的处理或适当的方式保存。保存的方式主要有冷藏和加入适量防腐剂。冷藏一般在 4℃,应避光加盖。防腐剂有甲醛、甲苯、麝香草酚等。

二、尿液标本种类

【随机尿(random urine)】

指患者无需做特殊准备,不受时间限制随时排出的尿液标本。一般用于门诊或急诊的尿液筛检试验。

【晨尿(morning urine)】

又分为第 1 次晨尿(first morning urine)和第 2 次晨尿(second morning urine)。第 1 次晨尿指清晨起床后,在未进食早餐、未做任何运动前排出的第 1 次尿液。第 2 次晨尿是指排出第 1 次晨尿后 2~4h 内排出的第 2 次尿液标本,期间同样要求不能进食和运动。由于第 1 次晨尿在膀胱存留的时间较长(一般达到6~8h),各种成分比较浓缩,比较适于肾脏浓缩功能的评价和尿液细胞、管型等有形成分的检验。留取第 1 次晨尿对门诊患者有一定困难,但比较适于住院患者的尿液检查。对门诊患者留取第 2 次晨尿更为可行。

【清洁中段尿(clean-catch midstream urine)】

留尿前清洁外阴。女性应翻开阴唇,清洗尿道口及附近的阴道口;男性应翻开包皮,清洗龟头。用清水清洗即可,不可使用碱性肥皂或含抗生素成分的清洗剂,以免影响细菌生存力。清洗后使用 0.1% 苯扎溴铵(新洁尔灭)消毒尿道口。然后患者连续排尿,以无菌容器收集中间时段的尿液。清洁中段尿一般用于细菌培养,一般要求在膀胱内存留 4~6h 以上为佳。

【导管尿(catheterized urine)】

指通过导尿管收集的尿液。患者仰卧位,清洁、消毒外阴后以无菌操作技术插入导尿管(具体操作可参见导尿术),收集尿液送检。导管尿标本留取主要用于尿潴留或排尿困难时尿液标本的收集,也可用于尿液细菌培养。

【膀胱穿刺尿(suprapubic aspiration urine)】

指经耻骨上进行膀胱穿刺取得的尿液标本。

1. 留取方法 患者仰卧位。先通过体检触诊和叩诊证实膀胱处于充盈状态。常规局部消毒,铺无菌巾。1% 利多卡因局麻后,换用长针头,选择耻骨联合上两横指下腹中线作为穿刺点,与腹壁垂直方向缓慢平稳进针。进入膀胱后,抽取尿液送检。膀胱穿刺尿液标本主要用于尿潴留或排尿困难时尿液标本的收集,或用于尿液细菌培养以确诊泌尿系统感染。

2. 并发症 较少见。可能出现局部出血、尿外渗、尿瘘、血尿及腹腔其他脏器损伤。

3. 注意事项 ①膀胱穿刺系有创性操作,应在操作前向患者充分说明并取得同意后方可进行;②2 岁以下小儿慎用;③须确保膀胱处于充盈状态。如膀胱充盈不足,可给予补液或饮水使膀胱充分胀满;④必要时可使用 B 超定位或引导下进行穿刺。

【计时尿（timed collection urine）】

指在规定时间段内采集尿液。一般包括 3h 尿、8h 尿、24h 尿。尿液标本应冷藏保存为宜,并酌情加入适量防腐剂。其中以 24h 尿标本采集最为常用而且重要。

1. 24h 尿 使用较大容积的容器(2～4L),一般应预先加入适量的防腐剂(每 100ml 尿液加入甲苯 0.5ml)。在开始留取尿液的当日早晨(门诊病人一般为 8 时,住院病人一般为 7 时),患者先排空膀胱内尿液并弃去,从该时间开始计时留取尿液。患者将此后所排的全部尿液收集于一个大容器中,直至 24h 后次日早晨的同一时间,患者最后一次排尿并收集于同一容器中。尿液收集结束后,应先准确测量并记录 24h 尿液总量。尿液进行检验前,须充分混匀,从中取出适量(40ml 左右)用于检验。24h 尿主要用于肌酐清除率、尿蛋白定量、尿电解质排泄率等的检验。

2. 3h 尿 一般收集上午 6～9 时的尿液。多用于尿细胞排泄率的检查。

3. 8h 尿 一般收集夜晚 10 时至次日早晨 6 时的尿液。一般需加入防腐剂(40％甲醛 1ml 或者甲苯)。主要用于 8h 尿白蛋白排泄率的检查。

三、肾脏疾病相关的若干特殊检查尿液标本的留取

【尿红细胞形态】

患者清洁外阴,清晨 5 时左右排去第 1 次晨尿,留取第 2 次晨尿。要求连续排尿,留取中段尿 10ml。尿液经 1 500r/min 离心 10min,弃去上清,留取 0.15～0.25ml 尿沉渣混匀后进行相差显微镜或普通显微镜暗视野或活体红细胞染色后检查。由于标本放置时间太长可能会导致红细胞形态改变,因此要求尽快检查。最迟应在采样后 2h 内完成检查。主要用于协助肾小球源性血尿的鉴别诊断。

【尿三杯试验】

患者一次连续排尿,分别用 3 个尿杯留取排尿过程前段、中段、末段的尿液各约 10ml。一般认为,前段尿指前 1/4 段,末段尿指后 1/4 段,中间 2/4 为中段尿。尿三杯试验主要用于泌尿系统出血部位定位协助诊断。

【尿比重】

留取晨尿。如果采用比重计法,要保证所收集的尿液量足够多。尿比重检查结果易受温度、尿液中葡萄糖、蛋白质、尿素等成分的影响,目前主要用于肾脏浓缩功能的筛检。

【尿渗透压】

留取晨尿,或留取禁水 8h 后尿液标本。患者正常进食晚餐,晚 10 时后停止饮

水和进食,至次日清晨 6 时排尿留取尿液标本送检。本检查主要用于精确测定肾脏浓缩功能。但应注意本检查一般用于尿量基本正常者,不适用于脱水、少尿患者。

【尿浓缩稀释试验】

患者正常进食,食物中不宜有过多液体或富含水分的食物(如粥、西瓜、橙、黄瓜等),每餐含水量不宜超过 $500\sim600ml$。除进食外不再另外饮水或任何液体。晨 8 时排空膀胱尿液弃去。自 10 时至晚 20 时止,每隔 2h 留取尿液 1 次;20 时之后,于次日早晨 8 时留 1 次尿,共 7 次尿液。测量并记录每次尿量和尿比重。如要求严格者,还应同时记录尿液温度。最终以尿液温度对测定的尿比重结果进行校正。试验进行当中应检测患者一般情况、血压,如出现脱水症状或血压下降时应即时终止试验并及时补充水分。

【尿酸化试验】

留取第 1 次晨尿。要求直接排入一个事先盛有轻质液状石蜡的洁净容器中,留取约 70ml 尿液,需要在 30min 内尽快送检。如要求严格者,应使用导管尿标本。

【氯化铵负荷试验】

主要适用于不典型或不完全远端肾小管酸中毒的协助诊断。如患者已有明确酸中毒表现则禁做本试验。肝病者改用氯化钙。

1.单剂量法(一次法) 患者正常饮食,但禁服酸、碱药物。先排空膀胱尿液,然后成人按每千克体重 0.1g 氯化铵(NH_4Cl)一次服完,于服药后第 3h、4h、5h、6h、7h 及第 8h 各留取尿液至中性干燥洁净容器进行 pH 检测。尿液标本即刻加盖密闭、即刻送检。

2.负荷剂量法 患者正常饮食,试验前 2d 禁服任何酸、碱药物。服药前 1d 留尿送检检测尿 pH。然后按每千克体重 0.1g 剂量口服氯化铵,每日 3 次,连续 3d。于服药后第 3 天每小时留尿 1 次共 4 次,送检尿 pH。

【碱负荷试验】

患者正常饮食。口服碳酸氢钠($NaHCO_3$),按每日 $1\sim2mmol/(L\cdot kg)$,逐日增加,连服 3d。其间检测血 HCO_3^-。当血 HCO_3^- 水平达到 26mmol/L 时,即留取单次尿液送检测定尿中 HCO_3^- 及尿肌酐,同时抽血测定血 HCO_3^- 和血肌酐。本试验主要用于协助近、远端肾小管酸中毒的鉴别诊断。

【尿白蛋白肌酐比值】

留取随机尿液。用于门诊随访患者尿蛋白排泄率的监测。

【24h 尿蛋白定量】

留取 24h 尿液(24h 尿留取方法见前)。主要用于住院患者尿蛋白排泄量的准

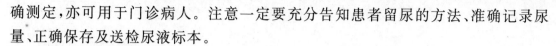

确测定,亦可用于门诊病人。注意一定要充分告知患者留尿的方法、准确记录尿量、正确保存及送检尿液标本。

【24h 肌酐清除率】

患者进行检查前 3d 低蛋白饮食,禁止食用肉类、避免剧烈运动。于当日早 8 时至次日早 8 时,留取 24h 尿液送检(24h 尿留取方法见前)。注意一定要充分告知患者留尿的方法、准确记录尿量、正确保存尿液标本。

【膀胱冲洗后尿培养】

又称 Fairley 试验。清洁患者外阴,以无菌操作插入导尿管。排空膀胱尿液并留取标本(0 号标本)送检做细菌培养。然后经导尿管注入含阿米卡星(丁胺卡那霉素)1.0g 和 α-糜蛋白酶 10mg 的生理盐水 100ml,停留 45min 后排空膀胱。再用 2 000ml 无菌生理盐水反复冲洗膀胱,全部排空后开始收集尿液标本(1 号标本)。以后每隔 15min 收集一次尿液送检做尿液细菌培养,共 4 次(2、3、4、5 号标本)。